TERRO RISMO NUTRI CIONAL

O MEDO DE COMER

Terrorismo Nutricional

1ª Edição

COPYRIGHT 2020 por Jonathan Alexim

Autor: Jonathan Alexim

Capa: Daniel Fraklin

Ficha Catalográfica

Alexim, Jonathan

Terrorismo Nutricional. O medo de comer. Independently Published (17 janeiro 2020)

ISBN-10 : 1679013858
ISBN-13 : 978-1679013850

1. Nutrição 2. Dieta 3. Saúde

TERRO RISMO NUTRICIONAL

SUMÁRIO

Introdução

Nos últimos anos temos visto a cada dia mais e mais pessoas propagando informações enganosas e mentiras. Essas ações tiveram grande notoriedade nos últimos anos, até mesmo se caracterizando pelo popular termo *Fake News*. Mas parece que, em especial, na ciência nutrição isso tem uma proporção ainda maior, e é algo que não é de ontem.

Muitas vezes parece que existem mais informações mentirosas do que ciência, de fato, sendo divulgadas por pessoas, gurus fitness e até pela mídia. Claro que cada um tem seu motivo particular para fazer essa propagação, mas, no final das contas, o prejudicado é só um: a população que só quer ter uma alimentação saudável.

E com esse tipo de informação errada as pessoas criaram em suas mentes a ideia de que ter essa alimentação saudável requer sacrifícios e tortura. Quando na verdade não é bem assim. Uma alimentação saudável pode, e mais do que isso, deve ser simples. Ou seja, algo que qualquer pessoa seja capaz de pôr em pratica sem a necessidade de extremismos nos seus hábitos.

Eu já vi algumas pessoas – boas pessoas - que muitas vezes se colocaram contra os absurdos que são propagados sobre nutrição - alegando que *best-sellers* não são comprovação cientifica. Ou seja, que os livros de dietas não tem valor, ou ao menos, o mesmo valor que um artigo cientifico. Isso é uma meia verdade. Existem, de fato, livros que só existem para vender uma ideia de dieta e enriquecer seus autores, que são, normalmente, os gurus de uma nova dieta da moda. Mas ao longo dessa obra vamos ver que, infelizmente, alguns estudos, ditos sérios, não tem critérios científicos ou, na maioria das vezes, são interpretados de forma errônea ou má intencionada.

Quem se beneficia com o caos criado por estudos enviesados e interpretações de artigos feitas de maneira errada? Você terá a resposta para isso nessa obra. Podemos dizer que aqui você vai descobrir quais são os maiores mitos da ciência da nutrição e vê-los sendo quebrados um após o outro, com argumentação lógica, comprovação cientifica e de uma maneira simples, para que até o público que não entende nada dos termos técnicos expostos nos artigos científicos possa entender e saber o que fazer para ser saudável.

Diferente do que é propagado por ai, você não precisa da nova dieta da moda, nem do *shake* emagrecedor. Você pode comer sua comida normal e ser uma pessoa saudável, sem paranoias ou terrorismo.

CAPITULO 1

O medo da comida

Para começar essa obra eu não poderia falar de outra coisa, senão o maior vilão na busca por uma alimentação saudável e, até, na busca pelo emagrecimento. Você pode pensar que estou falando dos carboidratos, ou talvez do glúten. Mas não é a eles que eu refiro.

Muitas pessoas acreditam veementemente que uma alimentação saudável e que leva ao emagrecimento é, necessariamente, sinônimo de cortes e proibições. Muitas acham que existe um vilão nas dietas, que precisa ser eliminado e, só então, elas vão ter mais saúde e perder vários quilos.

Isso toma proporções ainda maiores quando passa a ser alardeado por gurus fitness, que alegam ter formação em algum tipo de medicina alternativa ou em alguma área quântica. Mas no mundo real não é bem assim que funciona e nem sempre – na verdade quase nunca – você precisará fazer cortes na sua alimentação para ser saudável.

Existe algo muito pior que glúten ou carboidratos. Algo que realmente atrapalha as pessoas que tentam fazer uma dieta e as leva ao fracasso. Algo que, de certa forma, deixa até mesmo essas pessoas doentes. É algo que chamo de Terrorismo Nutricional.

Esse Terrorismo é o ato de tornar a alimentação e, muitas vezes, o emagrecimento algo extremamente difícil, quando não é. E os falsos gurus, usando artifícios como artigos enviesados, ou experiências que eles mesmos disseram que fizeram com seus pacientes são os maiores propagadores desse terrorismo, defendendo uma alimentação extremamente proibitiva, feita praticamente como uma punição.

É um alimento que não pode, é outro grupo de alimentos que é um veneno, um outro alimento que você gosta que é "inflamatório" e aquilo que até ontem para você era normal de ter no seu prato, passa a ser o causador de todos os problemas que existem no mundo, desde quilos a mais até doenças gravíssimas.

Não parece estranho que a cada dia parece que mais e mais alimentos se tornem vilões? Não parece estranho que as dietas se tornem a cada dia mais difíceis?

Se você nunca pensou nisso, essa obra vai te levar a essa reflexão, enquanto vai te mostrar como uma alimentação saudável pode ser simples, longe de todos esses excessos. Durante muito tempo eu vi pessoas acreditando que não tinham mais opções saudáveis de alimentos para que pudessem consumir, tornando alimentos normais os vilões mais repugnantes, levados por retoricas, baseadas em alarmismo e falsa ciência, que só tornou a vida dessas pessoas um caos e a alimentação delas quase impossível de ser feita.

Para ajudar essas pessoas eu decidi mostrar que não é bem assim que funciona na nutrição. Que não existe essa história de alimento vilão – como veremos com mais detalhes a frente – e que uma alimentação saudável, e mesmo o emagrecimento, não necessita de uma dieta punitiva e nem de cortes absurdos.

Se fizermos uma rápida busca no Google sobre a palavra "terrorismo", além de diversas notícias sobre vários atentados que ocorrem, encontramos a seguinte definição: "modo de impor a vontade pelo uso sistemático do terror". Isso resume bem o terrorismo.

Um grupo de pessoas tentando impor, pela força, suas crenças ou ideias, que não seriam – ou não foram – aceitas através de debate ou das vias democráticas, a outro grupo que já tem suas ideias, regras e crenças bem estabelecidas.

Talvez quando falamos de terrorismo o fato que, normalmente, nos vem a cabeça seja o ataque ao World Trade Center, em 11 de setembro de 2001. Onde quase três mil pessoas morreram durante os ataques, incluindo os 227 civis e os 19 sequestradores a bordo dos aviões. A esmagadora maioria das vítimas eram civis, incluindo cidadãos de mais de 70 paises[1].

Pode ser que a maioria das pessoas, ainda que se compadeça do acontecimento e se entristeça, ainda veja esse ocorrido como algo muito distante, especialmente as pessoas que moram fora dos EUA.

Mas a verdade é que existem ataques a nossa saúde, que muitas das vezes podem causar sérios danos, alguns até mesmo irreversíveis, e esses não acontecem em solo americano, mas sim nos nossos pratos.

Falsos gurus fitness e, algumas vezes, até "nutricionistas" ou "médico" usam as mesmas técnicas usadas pelos terroristas para vender uma solução milagrosa, um *shake* ou uma nova dieta – Eu me refiro a esses profissionais entre aspas por que aqueles que tem esse tipo de prática, ao meu ver, não merecem esses títulos, uma vez que brincam com a vida das pessoas.

Eles usam o medo, alegando que um alimento é um veneno que vai te matar, se você o consumir –

ainda que você tenha passado a vida toda comendo – e transformam esse alimento em um vilão que deve ser combatido.

E parte das pessoas, que já procuravam a solução de algum problemas pelo qual estavam passando, levadas por esse medo, acabam sendo pegas por essas falácias. O que elas não sabem é que tudo isso é feito propositalmente para que elas caiam nessa história e, muitas vezes, deem fortunas para os pregadores da solução do problema que esses mesmo pregadores criaram.

No meio dessa historia são empregadas várias ferramentas de marketing. Uma delas é o inimigo em comum. Algo extremamente usado há décadas no marketing.

Sabe quando um alimento se torna vilão e agora precisamos falar mal dele para todo mundo que conhecemos e até boicotar as empresas que o vendem, não só deixando de comprar, mas também fazendo campanha contra o mesmo, com diversas de outras pessoas que estão na mesma posição que você?

Isso é o estabelecimento desse inimigo. Essa ferramenta cria um vinculo entre o guru que criou o determinado problema e as diversas pessoas que chegaram desesperadas até ele, ansiando por respostas. É a famosa técnica do *"nós contra eles"*.

E é inegável a força disso, especialmente se olharmos para questões eleitorais. O que mostra que isso pode ser aplicado em qualquer lugar e não só em uma venda ou no marketing de empresas.

Associado a isso vem o medo, que já mencionamos, de que alguma coisa no seu prato pode te matar, ou que pode ser a causa de uma pessoa não conseguir emagrecer. Certo cientista brasileiro diz que esse tipo de comunicação é um dos mais eficazes para assustar as pessoas e leva-las a fazer algo que se deseja. Ele diz que pessoas tem medo de três coisas: a morte, o futuro e a mudança[2].

Esse terrorismo, que deixa as pessoas com tanto medo, normalmente está atrelado a mudanças que as pessoas não querem, como engodarem mais, num futuro próximo, que pode muitas vezes se tornar até uma doença e levá-las a morte. Sim, esse terrorismo é extremamente eficaz para assustar as pessoas.

Mas com qual intuito isso é feito? Quem ganha com isso?

Diferente do que esses falsos gurus dizem, que "é a indústria que ganha", quem ganha são eles. Já que, normalmente, eles vendem – literalmente – a solução para o problema que eles criaram. E quase sempre vendem caro. E tudo isso sempre lembrando do grande problema que você pode ter, em especial na sua saúde, se não segui-los, "a estratégia de usar o medo para o controle social funciona maravilhosamente bem em várias áreas, mas no caso da ciência, principalmente da ciência médica, ela é quase imbatível"[3] e na nutrição não é diferente. Ninguém que ser morto pela sua próxima refeição.

Um grande exemplo disso são os doutores, que após criarem vários vilões entre os alimentos comuns, criam suas soluções para vendê-las. Vemos que vários profissionais focam em alimentos ou nutrientes que não são "normais" no dia a dia das pessoas. Exemplos disso, são os vários gurus que apresentam soluções mágicas para a saúde das pessoas. Essas soluções são, segundo eles, a chave para saúde e para o emagrecimento[4], que por coincidência algumas marcas passaram a vender, usando ainda o nome desses gurus – que em vários casos, dizem, supostamente não ter ligação com as mesmas – vendendo o "alimento milagroso" pregado por eles.

E esse não é o único caso. Você pode até gostar desse doutor, ou de algum outro doutor que existe por ai, sem problemas. Minha crítica não é a sua pessoa, mas ao modo como o grupo de gurus usa um discurso alarmista, que assusta as pessoas e as deixam sem opção – até o momento onde um deles oferece sua solução.

Mas se eles estão tão equivocados – em alguns casos, infelizmente, mal intencionados – por que tantas pessoas dão ouvidos a eles?

É simples. Por uma coisa chamada Argumento de Autoridade. É comum, especialmente entre os brasileiros, as pessoas chamarem autoridades de "doutor", por exemplo, ainda que esses não o sejam – e aqui eu deixo claro que doutor é quem tem doutorado, e não quem se formou em medicina, direito ou até mesmo o prefeito da cidade; chamar essas pessoas de "doutor" é desprestigiar quem de fato se esforçou para ter esse titulo.

Muitos desses gurus se aproveitam disso e autointitulam-se "doutores" em alguma coisa só para passarem a imagem de autoridades nesse determinado assunto. E quem nos explica o motivo disso, de uma maneira clara e direta é Arthur Schopenhauer, que diz em seu livro que "pessoas comuns têm profundo respeito por homens de todos os tipos"[5] e muitas vezes esses gurus se aproveitam desse respeito para se firmarem como os mestres de determinado assunto. Mas o que as pessoas não sabem é que "um homem que faz da coisa que ama sua profissão não a exerce pela coisa em si, mas pelo dinheiro que recebe"[6]. E esses gurus passam a ganhar fortunas quando vendem uma solução para um problema que criaram.

Schopenhauer também diz que "os leigos têm um respeito peculiar por um floreio em grego ou em latim"[4] e isso não é diferente com termos técnicos e palavras difíceis na área de saúde. Um coisa é falar que você não pode comer pão, outra é falar que "você tem que evitar o consumo de derivados do trigo, pois o ser humano não evoluiu o suficiente para que suas enzimas digestivas fizessem a absorção correta desse nutriente".

Um argumento de autoridade acontece quando alguém tenta justificar seus argumentos com suas credenciais, dizendo que é isso ou que é formado naquilo. Aristóteles, um grande nome da retórica, diz que as pessoas são persuadidas pelo carácter de outra pessoa, quando essa se mostra digna de "fé"[7].

Um exemplo claro desse argumento é imaginar um professor de matemática afirmando categoricamente que 2 + 2 é igual a cinco, e justificando isso para o público alegando que ele é professor ou que estudou por anos em determinada faculdade. E isso também acontece quando o assunto é alimentação saudável.

Para isso esses falsos gurus sempre se mostram como paladinos pela saúde, lutando contra um sistema corrompido que só quer te deixar doente, te viciar em doces ou te engordar. Isso por que "acreditamos mais e bem mais depressa em pessoas honestas [...] sobretudo nas coisas em que não há conhecimento exato e que deixam margem para dúvidas"[8]. Aristóteles considera esse carácter, ou seja, a autoridade o principal meio de persuasão.

Por isso não podemos acreditar em falsos gurus, que usam argumentos vazios e apresentam artigos fora do contexto para justificar suas práticas. Um artigo isolado não prova nada – como veremos no próximo capítulo – e esse é um dos recursos usados por esses especialistas, que fazem um escândalo, para tornar a sua alimentação algo mais difícil a cada dia.

Em suma, você não tem que achar que uma alimentação saudável é um bicho de sete cabeças, por que não é. E ao longo dessa obra eu vou te mostrar isso, com evidências concretas e bases confiáveis.

Mantenha-se longe de todo terrorismo e extremismo nutricional, como já é sabido, nada melhor que a boa e velha moderação e o equilíbrio na alimentação para manter-se saudável e até perder peso.

No meio desse turbilhão de informações que vemos por ai – que eu chamo de *desinformação*, uma vez que serve mais para te deixar confuso do que para te ajudar – sei que pode parecer ir na contramão dizer que sua alimentação pode ser simples, mas é exatamente isso que estou dizendo e para isso escrevi esta obra.

Mas no meio de tanta informação conflitante e de tantos falsos gurus, pregando extremismos alimentares, como diferenciar terrorismo de ciência? Mitos de bases científicas?

CAPÍTULO 2

Isso não prova nada

Alguns gurus na internet e, algumas vezes, até pessoas bem intencionadas que conhecemos nos indicam certos métodos ou dietas que, supostamente levaram elas a uma grande perda de peso.

Parte desses gurus tem essa experiência pessoal como sua base para pregar sua nova dieta da moda, e não a ciência e provas concretas. Bom, a frase de Aristóteles, "é fazendo que se aprende a fazer aquilo que deve aprender a fazer", que pode se aplicar a muitas realidades na vida das pessoas, em especial nos negócios, poderia também ser replicada para a nutrição e alimentação. Certo?

Errado! E é ai que está a grande falha do tipo de dieta que é *"comprovada"* com experiências pessoais e isoladas. Os falsos gurus, após encontrarem um vilão, um alimento milagroso, ou uma dieta emagrecedora que deu certo com eles, passam a disseminá-la como se ela fosse dar certo para todas as pessoas.

E não é assim que acontece, pois cada pessoa é diferente da outra, e a mesma dieta não funciona para duas pessoas – veremos isso mais a frente. Esse é o famoso caso do *"deu certo comigo"*.

Quantas pessoas já receberam indicação de uma determinada dieta ou suplemento e a pessoa indicada disse algo como "deu certo comigo"? O problema é que "deu certo comigo" nem passa perto de ser ciência ou prova científica.

E o que nos explica isso, além dessa individualidade já mencionada, é o efeito placebo. Esse efeito acontece quando a expectativa do benefício que, supostamente, iria acontecer, produz resultados positivos em um tratamento[9.]

Isso pode ser bastante observado, por exemplo, no uso de certos suplementos, quando falamos de nutrição, que não tem efeito algum, mas que, pelo fato do indivíduo acreditar que ele tem algum efeito benéfico, esse efeito acontece.

Como o próprio Virgílio, poeta grego, disse: *"Eles podem porque pensam que podem"*. Se por exemplo, pessoas tomam vitamina C, acreditando que aquilo vá curá-las de um resfriado, suas chances de recuperação podem aumentar[10].

Essa e demais experiências que não tem provas sólidas e estão baseadas em experiências pessoais tem uma coisa em comum: elas não seguem o Método Científico. Esse método é um grupo de regras básicas dos procedimentos que produzem o conhecimento científico. Sem segui-lo as suposições ou teorias não podem ser comprovadas.

Esse método passa por um momento de observação e questionamento, que levanta uma pergunta. Com base nessa pergunta se formam hipóteses, ou seja, uma afirmação que não tem comprovação. Essa hipótese é posta a prova, através de experimentos e então os resultados são analisados e interpretados.

Quando essas hipóteses não são comprovadas, através das experiências, deve-se voltar ao início – ato que alguns ignoram, sustentando afirmações falaciosas.

E quando ela é comprovada, ela vira uma verdade. Certo? Não, não é bem assim que funciona na ciência[11].

Com a conclusão de um estudo, essa descoberta passa a ser parte de um grande número de evidências de diversos estudos e somente com o conjunto e análise de todo esse escopo é que se forma uma teoria[12].

Mas não é isso que acontece normalmente. O que se dá é que quando um novo estudo – ou seja, uma nova evidência - aparece colocando um alimento como o maior vilão do século, por exemplo, é que essa informação ela é alardeada como se fosse o achado mais importante da ciência, ignorando todo o resto do conjunto.

Falsos gurus se aproveitam disso o tempo todo, usando manchetes ou artigos pinçados como base para suas teorias malucas sobre saúde ou perda de peso. Usam, por exemplo, artigos como *"Malignancy in coeliac disease effect of a gluten free diet"* para taxar o glúten como um vilão, sem considerar que foi um estudo feito com pessoas que sofriam de doença celíaca – essas, de fato, não podem consumir glúten[13].

Voltando ao método cientifico e a falácia do "deu certo comigo" temos outro importante fator, que quebra toda a argumentação de pessoas que diz esse tipo de frase. O tamanho da amostra. Para que um resultado seja confiável, além de existirem grupos de controle para saber se o efeito observado é real ou se é um efeito placebo, esses grupos precisam ser grandes[14]. Quando um resultado é baseado apenas em uma experiência de uma única pessoa nós não sabemos realmente o que foi o causador do efeito nessa pessoa, já que não temos controle sobre todas as ações das pessoas e não termos outras pessoas para comparar.

Assim uma pessoa pode, por exemplo, falar que está emagrecendo por que cortou determinado alimento, mas ao mesmo tempo ela passou a fazer mais exercícios e comer menos. Com isso ela perderá peso, mas não por ter cortado esse alimento, e sim por estar fazendo mais exercícios e comendo menos.

Infelizmente muitas pessoas, que não tem conhecimento disso, são levadas ao erro por esse tipo de mensagem apocalíptica, que normalmente é pregada por esses gurus, e que tem base em artigos enviesados ou isolados.

Para piorar, muitas vezes, a mídia faz o serviço (ou desserviço) de divulgar, de forma alarmista, qualquer novo artigo que fala sobre uma nova descoberta cientifica, ainda que ela não signifique muito, por que ela dá visualizações. E uma vez que a maioria das pessoas se informa sobre seus alimentos através das notícias na televisão e em reportagens em revistas[15], isso é gravíssimo. Como Antônio Emílio Angueth de Araújo diz, no prefácio do livro de Tom Bethell, "cria-se uma névoa de irrealidade que esconde o genuíno conhecimento que vem, há séculos, sendo lapidado por grandes cientistas"[16].

E por isso vemos notícias sensacionalistas como "Luiza Possi emagrece 20 quilos com dieta sem glúten"[17]; "Leite: o Veneno Branco"[18]; ou "Médico diz que carboidrato mata cérebro e gordura faz bem"[19], exatamente o tipo de notícia que deixa as pessoas extremamente assustadas, com medo de tudo o que comem e que dão audiência.

Em alguns casos essas notícias até vem acompanhadas de um artigo. Mas um artigo isolado, longe do contexto, que muitas das vezes nem tem exposto na matéria qual foi a metodologia usada. Em outros casos um *"especialista"* é entrevistado. Mas quem é ele? Quais seus interesses? Quais suas motivações?

A verdade é que no ramo da ciência da nutrição, assim como em muitos outros, o jaleco branco não torna uma pessoa um paladino lutando pela justiça isento de seus próprios interesses. Muitas vezes esse jaleco só é usado para fortalecer o argumento de autoridade. Alguns só estão interessados em obter mais financiamento para suas pesquisas ou em promover sua marca de suplementos que combate o vilão que ele criou.

E usando a abrangência da divulgação em redes sociais, com a ajuda de parte da mídia que só quer cliques e dinheiro, esses falsos gurus, que são picaretas na sua essência, vão disseminando suas teorias pelos quatro cantos do mundo, a cada dia tornando mais difícil ter a alimentação das pessoas que "buscam milagres: truques para ajudá-los a perder peso, alimentos para prevenir o envelhecimento e suplementos para desenvolver os músculos"[20].

E quanto mais eles falam disso, infelizmente, mais pessoas caem nesse conto. E sobre a eficiência de se repetir uma mensagem, ainda que ela seja falsa, para convencer os outros, entendia bem o propagandista do movimento nazista, Joseph Goebbels, que afirmava que "Uma mentira contada mil vezes, torna-se uma verdade"[21].

Assim, muitos desses falsos gurus parecem ter propriedade e dominar um assunto em questão, apenas por usarem termos técnicos difíceis (sempre desconfie disso) ou por estarem de jaleco. Mas a verdade é que nem sempre – ou quase nunca – eles estão certos. Ainda que eles pareçam científicos, eles estão errados[22].

Mas então, onde se informar, já que nem todo profissional é bem intencionado, que a mídia pode ser enviesada e que somos bombardeados por uma quantidade enorme de informações nas redes sociais? Talvez blogs possam ser a solução? Eu lamento informá-lo, mas isso também não vai te ajudar. Pelo contrário, pode te deixar extremamente paranoico com o que você come, com informações nada cientifica.

A verdade é que não é só por que encontramos uma informação na internet que ela é verdadeira[23]. Muitos desses blogs só estão caçando cliques, com matérias tão, ou até mais, deturpadas quanto as informações veiculadas pela parte histérica da mídia. Alguns proprietários desses blogs só querem te vender uma "nova fórmula" revolucionaria para o emagrecimento que, como todas as outras, não servem para nada.

No final das contas os consumidores ficam extremamente confusos e sem ação, pois veem informações e noticias, de várias fontes diferentes, contraditórias, onde parece que cada novo artigo contradiz o ultimo estudo feito sobre determinado alimento[24]. Hora o ovo é um vilão[25] e logo depois é o melhor alimento do mundo[26]. E o fato que é ignorado – ou desconhecido – é que esse único estudo é apenas um pequeno pedaço de conhecimento da enorme quantidade de conhecimento científico já produzido.

Infelizmente o publico geral não entende como funciona um estudo ou método cientifico – e não há problema nisso, é natural que seja assim – e por isso acabam sendo levadas por noticias alarmistas e tendenciosas.

Mas em quem confiar? Todos são picaretas e nenhuma informação é verdadeira? Não é bem assim. Felizmente ainda existem bons cientistas e bons profissionais da nutrição, que baseiam suas posições em ciência verdadeira. Também existem veículos de mídia conscientes da importância de passar uma informação que tenha respaldo e sempre com um pé atrás de toda nova teoria para emagrecimento.

Em resumo, não podemos confiar em quem quer apenas usar seu crachá ou seu jaleco para "provar" que está certo, assim como também não devemos confiar em quem usa uma pesquisa isolada, apenas para ter um argumento para balizar suas teorias.

CAPÍTULO 3

Qual alimento cortar?

Diante do terrorismo nutricional, já explicado nessa obra, e das dietas da moda que surgem a cada dia, sempre existe a preocupação sobre o que podemos e o que não podemos comer. E nessa hora as pessoas se perguntam o que elas precisam cortar da sua dieta para emagrecer ou para ter mais saúde. O público geral quer saber quais são os vilões da alimentação.

E os falsos gurus sempre tem um novo culpado por todos os males que conhecemos na saúde das pessoas. Antigamente, esses charlatões chegavam nas cidades em carroças vendendo óleo de cobra que era "milagroso"[27]. Hoje, com a internet, ficou mais fácil a disseminação desse tipo de desinformação. Com isso, todo mês um novo alimento é o grande vilão, responsável por fazer seu corpo "inflamar" ou te impedir de perder alguns quilos.

E as pessoas, ansiosas por uma resposta aquilo que tanto as aflige, aceitam quase tudo que esses gurus falam e cortam vários alimentos, ainda que não exista motivo comprovado para isso. Como Levinovitz diz em seu livro: "Não existem vilões alimentares ou curas milagrosas. Não existe paraíso do passado, bom selvagem, elixir mágico, dieta da verdade"[28] ou nenhuma outra coisa que prometa um resultado absurdo, através da exclusão de um alimento específico.

Muitos alimentos já tiveram a pecha de vilões no passado, e hoje já foi demonstrado, através de pesquisas sérias, que eles não fazem mal a nossa saúde. Foi o caso do ovo, leite, gordura, carne vermelha, café e muito outros. Fato é que se fizéssemos uma lista de tudo que esses alarmistas dizem que não podemos comer, nós praticamente passaríamos fome – ou comeríamos apenas o que eles vendem.

Para piorar, alguns desses alimentos que são postos como vilões trazer inúmeros benefícios a nossa vida – na medida certa, é claro. É o caso do leite, por exemplo, que é tido por muito como algo "inflamatório" ou que "engrossa a pele", mas que na verdade pode ajudar na prevenção de diabetes tipo 2[29] e inibindo casos de câncer de cólon, reto e ovário[30].

Outro, que já foi colocado como um problema na alimentação, foi o café, mas que também pode trazer benefícios a nossa vida, especialmente para praticantes de atividade física, através do aumento da lipólise[31].

Volta e meia um novo alimento é atacado, e tudo isso, todo esse corte de alimentos, só serve para deixar a alimentação das pessoas ainda mais difícil. E, como eu costumo dizer, uma "dieta" não pode ser uma coisa punitiva, mas precisa ser algo simples e prazeroso.

Com isso as pessoas passam a ter a cada dia menos prazer em comer e fazem suas refeições como se passassem por uma tortura, comendo o que não gostam e deixando de comer aquilo que gostam. Esquecendo que "comer é mais do que oferecer alimentos ao organismo. Os alimentos trazem prazer por meio de seus sabores e promovem interações sociais, tradições étnicas e permitem que as famílias passem tempo juntas"[32].

A alimentação precisa ser mais do que algo feito mecanicamente, onde não se tem prazer. Precisamos retomar a boa sensação de sentar a mesa e ter uma refeição saborosa, longe de todo terrorismo nutricional pregado por ai.

Talvez, o maior problema quando falamos de cortes de alimentos, seja para uma "melhor" saúde ou visando o emagrecimento, ainda seja o que acontece como consequência desse corte. Grande parte das pessoas que passa a ver determinado alimento como um problema cria uma grande tentação de comer quantidades absurdas desse mesmo alimento, na primeira oportunidade que ela tiver.

Como elas pensam que nunca mais vão ter outra chance de comer aquilo – que muitas vezes é um alimento que elas gostam – elas se esbaldam e comem muito mais do que poderiam. Com isso elas causam um desequilíbrio na ingestão calórica. E é ai que está o problema.

Assim essas dietas punitivas, que taxam a maioria dos alimentos como vilões, tendem a ter uma alta taxa de desistência. Isso acontece pelo motivo óbvio de que uma pessoa não consegue se manter em uma alimentação sofrida, que tira todo seu prazer em se alimentar.

Quanto mais difícil uma dieta é, mais difícil é de segui-la. E claro, se uma pessoa não consegue seguir um plano alimentar ou uma estratégia nutricional ela, consequentemente, não vai ter os benefícios (ou supostos benefícios, em casos de dietas da moda) que esse plano traria a ela.

Sendo assim, o corte de alimentos torna uma dieta insustentável. E por insustentável quero dizer:

algo que não pode ser mantido. E por si só, se torna algo ilusório que não dá resultados reais.

Mas você ainda pode pensar que conhece alguém que fez uma dieta com vários cortes e perdeu algum peso. Sim, isso pode acontecer. Mas não por que o alimento, ou grupo alimentar, que essa pessoa cortou era um vilão, mas por diversos outros fatores que essa pessoa não te contou ou mesmo não percebeu.

Talvez por consequência do seu corte ela tenha ingerido menos calorias. Talvez ela tenha passado a se exercitar mais e gastou mais energia. Ou ainda, talvez ela tenha perdido líquido, como consequência de uma dieta restritiva, e não gordura. Como foi apontado por um estudo, atletas que precisavam perder peso para competir, estimulavam a perda de líquidos[33].

Com isso, algumas pessoas tem resultado, mas resultados falsos, que acabam se perdendo com o tempo. Principalmente por que com uma alimentação cheia de cortes, onde a pessoa não pode comer o que gosta, não pode ser sustentada por um longo período de tempo[34], se tornando uma dieta com data de validade, ou seja, com um dia para acabar. E o que acontece depois do termino dessas dietas difíceis e com cortes absurdos? Existe uma tendência enorme de que a pessoa que fez essa dieta ganhe, novamente, todo peso que perdeu e, muitas das vezes, com "juros" e "correção monetária".

O que fica demonstrado é que o corte de alimentos, que só faz a alimentação ser um tipo de punição, e as dietas restritivas, não ajudam no emagrecimento e, muito menos, na manutenção de uma boa saúde em longo prazo.

Mas se não existe um alimento vilão que, sozinho, seria capaz de ser o responsável por fazer as pessoas engordarem e perderem sua saúde, quais os alimentos que podem fazer as pessoas perderem vários quilos em um piscar de olhos?

CAPÍTULO 4

Alimentos milagrosos emagrecedores

Como já deve ficar óbvio, assim como não existe um alimento vilão, que seria o responsável por todo mal das nossas vidas e por quilos a mais na balança, também não existe o oposto. Ou seja, nenhum alimento, isolado, poderia fazer uma pessoa perder quilos e quilos ou curar alguma doença.

O conjunto da alimentação, hábitos e atividades físicas é muito mais importante para a saúde e perda de peso, do que algum novo alimento que, supostamente, faz milagres.

Mas então por que existe tanta divulgação de alimentos que prometem resultados mágicos?

Um dos motivos, já exposto nessa obra é a promoção do estado de terrorismo do que podemos ou não comer, pregado pelos gurus, que com isso podem vender suas soluções milagrosas, baseadas no seu próprio achismo.

Outro motivo para a disseminação de tais alimentos é o fato de que, economicamente, é muito mais lucrativo vender alimentos que tem promessas fantasiosas do que alimentos comuns. Por isso os produtores investem em novas linhas de produtos emagrecedores, sem isso e sem aquilo. Por que é mais lucrativo.

E não entenda isso como uma crítica ao mercado, pois não é. Na sua função ele, e os seus agentes, estão certos. Existe uma demanda por tais alimentos e ele simplesmente os oferece. O problema está na falsa premissa de que todos precisam desses alimentos e na divulgação deles, muitas vezes feita até por "profissionais".

Esse negócio se torna tão lucrativo que, em alguns casos, "vale a pena" incentivar o consumo desses alimentos – ainda que não haja comprovação de que são melhores. Em alguns casos esses alimentos são até 150% mais caros que os tradicionais[35].

Por isso a cada dia surgem novos alimentos *free*, zero, sem açúcar, fit e todas as outras coisas que vemos por ai. Como diz a matéria de Meredith Turit: "No Reino Unido, esse mercado conhecido como '*free form*' cresceu mais de 133% nos últimos cinco anos. Estimativas apontam que ele movimentou US$ 1 bilhão (R$ 3,9 bilhões) em 2018"[36]. Quando algo é lucrativo, é normal que haja investimento na área.

Mas a verdade é que nem todos esses alimentos fazem diferença na nossa vida. Mas para entender isso, precisamos saber exatamente o que cada tipo de alimento é.

Um alimento Diet, diferente do que algumas pessoas pensam, não é um alimento emagrecedor ou livre de açúcares e, muito menos, de calorias. Alimentos Diets tem apenas alguma modificação na sua composição, mas não significa que são livres de açúcar ou qualquer coisa do tipo[37].

Já os alimentos Light são alimentos que precisam ter uma redução de, no mínimo, 25% de calorias ou em um nutriente específico. Com isso, o alimento não precisaria apenas alegar ser Light. Ele deveria, também, expor qual a porcentagem a menos ele tem de calorias ou de determinado nutriente[38].

Quando falamos de alimentos Zero, existem dois tipos: Zero açúcares e zero adição de açúcares. Isso faz uma enorme diferença, pois muitas pessoas que compram, um alimento zero, achando que não tem açúcar, podem estar consumindo muitas gramas dele.

Isso por que existe o açúcar natural do alimento e o açúcar que pode ser adicionado na preparação dele. Como é exposto no site de uma fabricante "Apesar deste tipo de produto não adicionar açúcar durante o processo, ele mantém os açúcares naturais da matéria prima"[39] e para quem não pode comer açúcar isso faz diferença.

Ainda existem os alimentos *Free*, que se assemelham aos zeros, mas tratam de nutrientes no geral. Mas é possível encontrar alimentos Zero glúten em alguns casos, que são o mesmo de *free*. Mas isso não significa que eles são melhores ou emagrecedores.

Alguns alimentos *free* podem ajudar no emagrecimento por consequência de terem nutrientes e, consequentemente, calorias a menos. Mas isso se dá devido ao déficit calórico e não a um superpoder daquele alimento.

E outro grande problema é quando esses alimentos são vistos como superalimentos, quando não os são. Alguns são vendidos como queimadores de gordura, onde você nem precisa fazer exercícios e ainda pode aumentar seu QI[40]. A verdade é que isso não passa de mentira.

Na maioria das vezes nós não precisamos de alimentos zero ou *free*. Não precisamos de uma nova frutinha que está na moda que vai nos fazer "secar a barriga" e muito menos de *shakes* que de nada servem.

As pessoas normais precisam apenas de uma coisa muito mais simples, que não é a exclusão de um alimento vilão, e nem o consumo excessivo de um pseudossuperalimento. O que precisamos é de equilíbrio.

CAPITULO 5

Beber água pode te matar

E se eu te disse que é possível emagrecer enquanto você come pizza e bebe refrigerante? Sim, eu sei que isso pode parecer algo impensável, levando em conta os absurdos que vemos hoje sobre alimentação e como parece ser difícil ter uma dieta saudável. Mas isso é possível.

Durante a prática clinica já vi pacientes que, depois de tentarem várias dietas torturantes e cheias de cortes, estavam sem esperança para perder peso. Mas com uma alimentação simples e que permitia até coisas que são vistas como "engordativas" atingiram seus objetivos.

Mas para não parecer um argumento de autoridade – que eu tanto critiquei no inicio dessa obra – eu vou te mostrar outro caso, muito famoso, desse tipo. É a história de Jared Floge, que simplesmente emagreceu 110 Kg comendo em fast-foods.

O drama desse rapaz começa na sua faculdade, onde ele tinha até que escolher suas matérias de acordo com a disponibilidade de assentos grandes o bastante para comportar seus 190 quilos.

Em determinado momento ele decidiu fazer algo e mudou drasticamente seus hábitos. Ele passou a comer um sanduiche vegetariano do Subway no almoço e um de peito de peru na janta.

No final da sua jornada ele estava com 152 centímetros a menos de cintura e emagrecido 110 quilos comendo todos os dias em um fast-food[41]. Veja bem, eu não estou recomendando que você faça isso, até por que é provável que você tenha carência de diversos nutrientes com isso. Estou apenas te mostrando como é possível.

Mas o que fez esse rapaz emagrecer? Os milagrosos sanduíches do Subway? Não. Muito pelo contrário. Foi o fato de que ele passou a comer menos do que comia antes. E isso é possível mesmo sem cortar aquilo que você gosta da sua dieta, apenas respeitando o equilíbrio.

E na nutrição um dos equilíbrios mais importantes é o calórico. Entre o que você comer e o que você gasta. Mas existem outros que precisam estar presentes e ter a sua atenção no dia a dia, como o equilíbrio de água que, se desrespeitado, pode até te matar.

Foi o caso de uma americana que, após beber 6 litros de água em apenas 3 horas, enquanto participada de um concurso que premiava quem consumisse mais água, morreu intoxicada[42]. O equilíbrio é fundamental, não só para o emagrecimento, mas também para nossa saúde.

Aquilo que é bom, como a água ou até mesmo o oxigênio, que são essenciais para nossa vida, em excesso, podem se tornar um "veneno"[43]. Assim como dizia Paracelso, médico e alquimista, que "todas as substâncias são venenos, não existe nada que não seja veneno. Somente a dose correta diferencia o veneno do remédio", podemos também afirmar que todos os alimentos engordam, mas a dose correta pode definir se ele terá ou não esse efeito em todas as pessoas.

Não basta que o alimento tenha boas propriedades nutricionais, ele precisa ser usado corretamente. E o uso incorreto de muitos vem sendo propagandeado por "profissionais" e gurus nada responsáveis com a saúde das pessoas. Como foi o caso do famoso chá de Hibisco.

Depois de uma febre sobre as propriedades emagrecedoras e, quase, milagrosas do hibisco, que, até então, quase ninguém conhecia, ele ganhou muito adeptos. Muitas pessoas relataram ter perdido peso usando o bendito chá e, sim, ele tem boas propriedades e pode ajudar no emagrecimento. Mas ele não é o causador da perda de peso.

Mas algumas pessoas acreditam que bastam consumir um novo alimento milagroso que tudo vai ser resolvido na vida delas, mas, infelizmente, muitas vezes o que acontece é o exato oposto. É o caso da chia.

Nos Estados Unidos, o consumo da chia seca quase levou um homem de 39 anos à morte. Ao consumir o grão e, em seguida, tomar água, as sementes expandiram e entraram em colapso no esôfago, bloqueando o trato digestivo e dificultando a respiração[44], nos mostrando que até o que é bom nutricionalmente tem que ser usado da maneira correta.

Até mesmo o café, que eu já defendi aqui nessa obra, pode ser um perigo quando consumido indiscriminadamente e, como demonstrado por um estudo, pode ser até letal, caso haja um consumo de 3,5 gramas de cafeína. Para felicidade de muitos – como eu – nós não precisamos nós preocupar com isso, já que para atingir esse nível de cafeína precisaríamos consumir algo próximo de 150 xícaras de café[45].

Outro cientista, autor de livros sobre física e energia nuclear, Bernard L. Cohen, desafiou um colega a consumir cafeína, enquanto ele consumiria a mesma quantidade, porém de plutônio[46]. Novamente, a dose faz o veneno.

Tudo depende da dose. Tudo varia de acordo com o equilíbrio.

Existem elementos como iodo, fósforo, magnésio, selênio, zinco, cobre, manganês, cromo, molibdênio, potássio, níquel e outros que são tóxicos para nós, porém, em altas doses. Mas muitos de nós ingerimos esses elementos na nossa dieta ou em suplementos multivitamínicos, sem que eles se tornem um problema[47], mas, pelo contrário, nos auxiliam.

Em outros casos, o consumo de vinho – moderado – é tido como bom para a saúde e coração[48]. Mas fica óbvio que o consumo em excesso do álcool pode levar esse mesmo individuo, que outrora se beneficiou desse consumo, a morte[49].

O que fica claro é que não precisamos nos abster de muitos alimentos que, hoje, são vistos por muitos como vilões. Não precisamos deixar de comer aquela comida que gostamos, nem de sair aos finais de semana para lanchar. Precisamos apenas do equilíbrio. Do equilíbrio entre o que gostamos e o que nosso corpo precisa. O equilíbrio entre o dever – de atender as necessidades do corpo – e o prazer – de poder comer aquilo que queremos.

Precisamos essencialmente, seja para a manutenção da boa saúde, para o emagrecimento, perda de peso, ou até mesmo para o ganho de massa muscular, de um dos equilíbrios mais importantes da alimentação. Mas qual é ele?

CAPITULO 6

O Déficit Calórico

Vemos muitas pessoas tentando fazer de tudo para emagrecer. Vemos desde cortes absurdos na alimentação a *shakes* milagrosos, que prometem dissolver a gordura em segundos. A cada dia surgem novos alimentos vilões, novas dietas mágicas e novas fórmulas "revolucionárias" para emagrecer.

Isso induz muitas pessoas ao erro – em parte pela desinformação que já mencionei – e faz as pessoas acreditarem que ter uma alimentação saudável ou emagrecer é algo extremamente difícil. Algumas acreditam até que ter uma alimentação saudável é algo tão inalcançável que só a "NASA" poderia ajudá-las[50].

E assim nós vemos várias e várias dietas, que surgem com promessas incríveis e, quase sempre, com uma nova abordagem. Tornando um novo alimento o culpado ou ressaltando os poderes milagrosos de um outro. Dieta Dukan, Cetogênia, Glúten-free, Zero Lactose, Paleolítica, Dieta Alcalina, Dieta da Lua, Dieta da Água. São tantas, que poderíamos escrever páginas e páginas só com os nomes delas.

E a verdade é só uma: Nenhuma delas faz emagrecer.

E agora você pode estar se perguntando: "Mas como assim? Eu conheço muita gente que fez uma delas e conseguiu emagrecer" ou ainda "Eu mesmo fiz uma delas e perdi alguns quilos". Calma, você já vai entender o motivo de eu estar afirmando isso.

Isso tudo não passa de uma confusão entre causa e efeito. Muitas pessoas acreditam que perderam peso por ter feito determinada dieta – ainda que essa dieta não tenha comprovação cientifica de levar a tal efeito. Mas na verdade elas não emagreceram por fazer aquela dieta. Elas emagreceram apesar de fazerem tal dieta.

A correlação entre duas coisas não significa que haja uma causalidade. Isso não passa de falácia, um salto lógico denominada, no latin, de *"cum hoc ergo propter hoc"* (com isto, logo por causa disto)[51]. Esse erro ignora outros fatores no meio do caminho e esconde o real motivo de uma pessoa ter perdido peso.

Nem em todo caso que há uma relação, ou seja, não é por que duas coisas acontecem ao mesmo tempo, que significa que uma causou a outra. E daí que surgem muitos mitos na nutrição. Em alguns casos, simples coincidências levam a crenças sem fundamento.

Por exemplo, muitas pessoas colocavam garrafas de água em cima dos relógios de energia de suas casas, acreditando que aquilo faria a conta de energia ser mais barata[52]. Isso acontecia por que em algum momento, por simples coincidência, a conta de alguém veio mais barata, e essas pessoas, por algum motivo, tinha deixado uma garrafa de água em cima do relógio. Com isso criou-se esse mito. Mas obviamente não foi esse o motivo da conta ter sido mais barata. Por certo houve uma economia de energia durante o mês.

E se você não acredita em mim eu te desafio a colocar uma garrafa de água em cima do relógio da sua casa e ligar cinco geladeiras, todas as lâmpadas e deixar o ar condicionado ligado o dia todo, por todos os dias durante esse mês. Depois você me diz se sua conta foi mais barata.

O que fica claro é que não é por que duas coisas acontecem ao mesmo tempo, que uma causou a outra. E muitas vezes esse mito entra no campo da nutrição. Uma pessoa emagreceu enquanto estava fazendo uma dieta da moda e, com isso, ela passa a acreditar que foi a dieta a causadora desse resultado, quando não foi.

Dietas malucas e alimentos milagrosos não passam de "garrafas em cima do relógio" quando se trata de resultados e perda de peso. As pessoas não emagrecem por se submeterem a tais dietas, que muitas vezes são extremamente difíceis e punitivas. Elas emagrecem por uma coisa que acontece e que, na maioria das vezes, passa desapercebida – assim como a economia de energia passava desapercebida nas casas que tinham uma redução na conta de energia.

Muitas pessoas fazem essas dietas e acabam, sem querer, entrando no estado de déficit calórico. E é isso que as faz emagrecer! O déficit calórico é o grande responsável pela perda de peso.

Mas agora você pode estar se perguntando "que raios é esse tal de Déficit Calórico?" e para entender o que é isso você precisa entender como seu corpo trabalha. Basicamente, seu corpo precisa de energia, a todo tempo, para te manter vivo. E, diferente do que algumas pessoas pensam, nós não gastamos energia apenas quando estamos praticando exercícios. Nós também gastamos energia quando estamos em repouso, por que mesmo que nós não percebamos, nosso corpo realiza diversos processos que necessitam de energia[53].

Para contrair um músculo na academia precisamos de energia, mas ela também é querida para gerar novas células, além de outras coisas. E de onde vem essa energia? Existem algumas fontes de onde nosso corpo pode extrair essa energia. O mais comum é a energia que nosso corpo tira dos alimentos[54].

Essa energia é conhecida como caloria. Então, quando você compra um alimento e vê as calorias que tem nele, essa informação mostra exatamente a quantidade de energia que você está fornecendo ao seu corpo. Para manter as funções do seu corpo, é necessário que você faça a ingestão correta dessas calorias.

Mas qual é a ingestão correta? Isso depende de várias coisas, como, por exemplo, o seu objetivo. Cada pessoa tem uma necessidade energética diferente e precisa consumir uma quantidade especifica de calorias. Se você quer perder peso precisa consumir uma quantidade de calorias completamente diferente de alguém que quer ganhar massa muscular.

Basicamente existem três estados do equilíbrio calórico. O equilíbrio calórico neutro (gráfico 1), que é quando você consome a mesma quantidade de energia que você gasta no dia a dia. O equilíbrio calórico positivo, que acontece quando você ingere mais energia do que gasta – esse é o tipo de equilíbrio que gera o aumento de peso. E o equilíbrio calórico negativo, ou Déficit calórico, que é o que interessa para quem quer perder peso. Esse último acontece quando nós ingerimos menos energia do que gastamos.

Gráfico 1

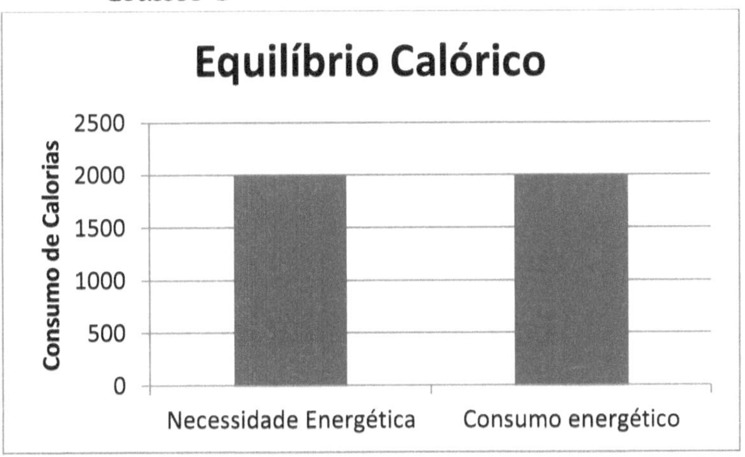

Fonte: Elaborado pelo próprio autor

Para ficar ainda mais claro imagine sua conta corrente ou poupança. Eu costumo dizer que o mesmo que acontece com sua conta corrente ou poupança, acontece também com o seu corpo. Você tem despesas, que precisa pagar e tem o faturamento, aquilo que recebe. Também é assim no nosso corpo. Nós recebemos energia, através da alimentação, e temos gastos, com as atividades do nosso corpo.

No banco, quando você recebe muito dinheiro e gasta pouco, você consegue reservar um pouco de dinheiro e vai aumentando seu patrimônio, tendo uma certa segurança. Quando falamos de finanças e dinheiro isso é ótimo. Mas quando falamos de energia (calorias), para quem quer emagrecer, isso é horrível. Por que quando você ingere mais calorias do que seu corpo usa, ele precisa estocar esse excesso (Gráfico 2). E é dessa maneira que a gordura é formada!

A gordura nada mais é do que energia acumulada. Toda caloria que seu corpo não usa para formar energia ele guarda para, posteriormente, ter uma fonte de energia, caso ele precise. E é por isso que as pessoas engordam. Não é por que comem carboidratos ou por que o metabolismo delas é lento. É única e exclusivamente por que elas ingerem mais energia do que o corpo delas precisa.

Gráfico 2

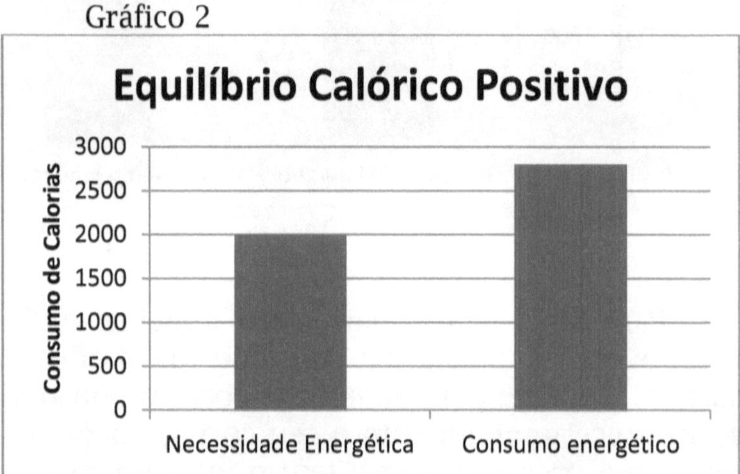

Fonte: Elaborado pelo próprio autor

Para que as pessoas possam emagrecer elas precisam estar atentas ao equilíbrio calórico, pois ele é fundamental. Mesmo o consumo daqueles alimentos tidos como "bons", tem que ter essa atenção. Quando as pessoas consomem "bons" alimentos em excesso, elas também consomem calorias em excesso, e com isso ganhar peso[55].

Mas como emagrecer, então? É simples! Diferente do que muitos acreditam por ai, você não precisa de dietas malucas ou cortes absurdos. Você só precisa fazer o déficit calórico. Na nossa analogia do banco, quando você gasta mais do que recebe, você fica no vermelho, em alguns casos você entra no cheque-especial.

No nosso corpo também é assim. Quando sua necessidade é maior do que a quantidade de energia que você ingere (Gráfico 3), seu corpo precisa de outra fonte de energia, além da alimentação – como um cheque especial do corpo. Essa outra fonte são as gorduras. Quando você não oferece para seu corpo o combustível que ele precisa para se manter, ou seja, as calorias, ele busca essa energia em outro lugar, e nesse momento acontece o que chamamos de neoglicogenese, que é a formação de energia através de um substrato diferente da alimentação.

Algumas pessoas acham que quando falamos de déficit calórico estamos falando de cortes e dietas extremamente restritas. Mas não é nada disso. Você não precisa comer menos para emagrecer. Com isso quero dizer que você não precisa comer menos em quantidade, mas sim em caloria. E isso faz uma diferença enorme.

Para você comer 100 calorias de açúcar você só precisa ingerir 25,8 gramas desse alimento, o que representa um pouco mais de uma colher de sopa. Mas para comer, por exemplo, 100 calorias em cenoura, você teria que comer 333 gramas de cenoura, ou seja, cerca de quatro cenouras, dependendo do tamanho. Em qual dessas duas opções você comeria mais?

Gráfico 3

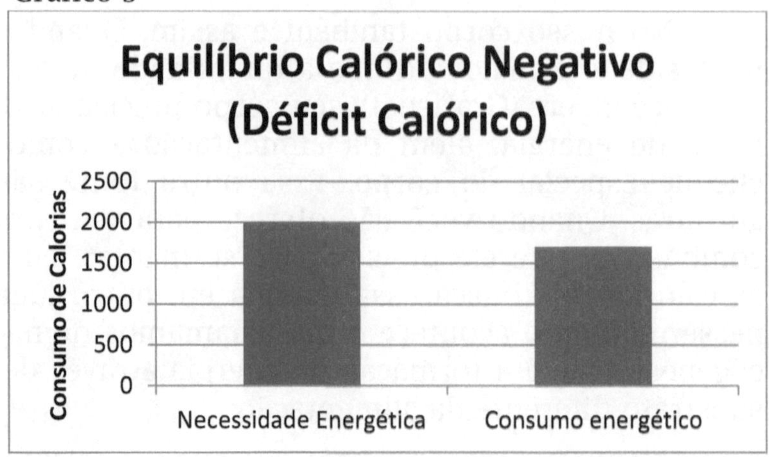

Fonte: Elaborado pelo próprio autor

Fica claro que nós podemos comer muito mais, tendo uma alimentação mais rica e que estimula a saciedade, e ainda assim atingir o déficit calórico necessário para o emagrecimento. Um corte de calorias é completamente diferente de um corte de alimentos.

"Mas então por que pessoas cortam carboidratos e emagrecem?". Será que é isso mesmo? Como eu já mencionei, a principal fonte de energia que nosso corpo usa são os alimentos. Muitas pessoas hoje em dia cortam determinado alimento, taxando ele como vilão, e até conseguem emagrecer a acreditam que foi por excluir esse tal alimento. Mas o que tem nesse alimento? Energia. Ou seja, calorias.

Quando uma pessoa corta calorias, intencionalmente ou não, ela faz um déficit calórico. Com isso ela vai, necessariamente, emagrecer, não por que cortou um alimento especifico, mas sim por que cortou calorias.

E é exatamente por isso que algumas dietas da moda que, aparentemente, dão algum resultado – mas que se perde com o tempo – fazem tanto sucesso. Mas pessoas acreditam de fato que essas dietas fazem milagres e que há algo mágico por trás delas. Quando na verdade, a única coisa que acontece é um corte de calorias.

Quando uma pessoa corta o glúten, por exemplo, ela não consegue cortar apenas esse ingrediente "vilão", ela precisa cortar todo o alimento, e com isso ela corta as calorias desse alimento. Mesmo sem ter a intenção ela gerou um déficit calórico. Mas você pode pensar que ela pode cortar só o glúten, se ela usar produtos Glúten-*free*. O grande problema é que fazendo isso, em alguns casos, ela não emagrece, por não atingir o déficit calórico, pois alguns desses alimentos são mais calóricos que os convencionais. Assim as pessoas pagam mais caro por algo que acham que vai fazê-las emagrecer, e isso não acontece.

Com outras dietas desse tipo é a mesma coisa. Veremos isso mais a frente. Mas nesse momento, apesar de ver que algumas dietas desse tipo até dão algum resultado – porém falso e temporário[56] – quero que você tenha em mente que isso não é necessário para a perda de peso.

Você não precisa cortar vários alimentos, proibir várias coisas, nem comer alimentos que não gosta para emagrecer, tendo sua dieta como uma tortura. Você pode emagrecer comendo até aquilo que gosta. Como eu já mencionei, déficit calórico não significa comer menos quantidade – nem comer pior – significa comer menos calorias. E você pode fazer isso se alimento bem, de acordo com as suas preferências. Desde que você mantenha o equilíbrio calórico correto.

Para isso o primeiro passo é descobrir qual a sua necessidade energética diária. Hoje existem algumas formas de saber isso. A que eu recomendo é procurar um bom profissional – não um guru fitness - que vai pode direcioná-lo pelo melhor caminho para você seguir. Descobrir essa necessidade é fundamental, pois cada pessoa tem uma necessidade energética especifica. E é por isso que a mesma dieta nunca vai funcionar perfeitamente para duas pessoas diferentes.

Imagine que uma pessoa faz uma dieta e emagrece. Essa pessoa trabalha como pedreiro, ou seja, tem um gasto energético extremamente alto, pois trabalha fisicamente com algo desgastante. Além disso, essa pessoa ainda vai a academia seis vezes por semana. Se outra pessoa, que trabalha no escritório e tem como única atividade física caminhar duas vezes por semana fizer exatamente a mesma dieta, ela vai emagrecer? Você provavelmente já percebeu que não, mas vou explicar melhor.

Vamos supor que as necessidades energéticas da pessoa número 1, sejam de 3500 Kcal por dia. Ela pode fazer uma dieta de 3000 Kcal e emagrecer, pois com isso ela está fazendo um déficit calórico. Já a pessoa número 2 tem uma necessidade de 1800 Kcal por dia. Se ela fizer a mesma dieta da outra pessoa (a dieta de 3000 Kcal) ela não só não vai emagrecer, como vai engordar, pois a dieta oferece muito mais energia do que essa pessoa usa. Energia essa que vai ser acumulada como gordura.

Cada indivíduo tem uma vida, preferencia e necessidade diferente de outro. Quando uma pessoa tenta fazer uma dieta que foi planejada para outra pessoa ou, simplesmente, tenta seguir uma dieta da internet ela ignora tudo isso, e faz uma dieta que não respeita as suas necessidades específicas.

Essas necessidades podem variar de acordo com a idade, sexo, altura, atividades físicas, trabalho e até patologias[57] (Gráfico 4). Por isso dizemos que existe uma individualidade, ou melhor, individualidades, quando falamos de nutrição. A primeira individualidade, como mostrado acima, é a da necessidade energética. Também existem a individualidade de gostos. Eu posso gostar de alimentos que você não gosta e vice-e-versa, e isso precisa ser respeitado, pois uma pessoa só mantém uma alimentação que gosta. E, por fim, existem também a individualidade bioquímica, que diz que "cada organismo é único, com necessidades e deficiências nutricionais únicas, metabolismo único e tendências únicas a desenvolver doenças"[58].

Assim, cada pessoa precisa de uma alimentação única, respeitando seus gostos e necessidades específicas, para que possa ter os resultados que quer.

Mas quais são as formas de gerar esse déficit calórico, necessário para o emagrecimento. Sem cortar diversos alimentos? Existem algumas formas de fazer isso. Uma delas é ter atenção a qualidade nutricional dos alimentos. Não tratando os alimentos como vilões ou milagrosos, mas entendo os benefícios reais que podemos extrair do consumo de alguns alimentos e de boas escolhas. Como o exemplo que já mostramos, trocar açúcar por cenoura te permite consumir a mesma quantidade de calorias, comendo mais quantidade. Mas isso se aplica a diversos outros alimentos.

Gráfico 4

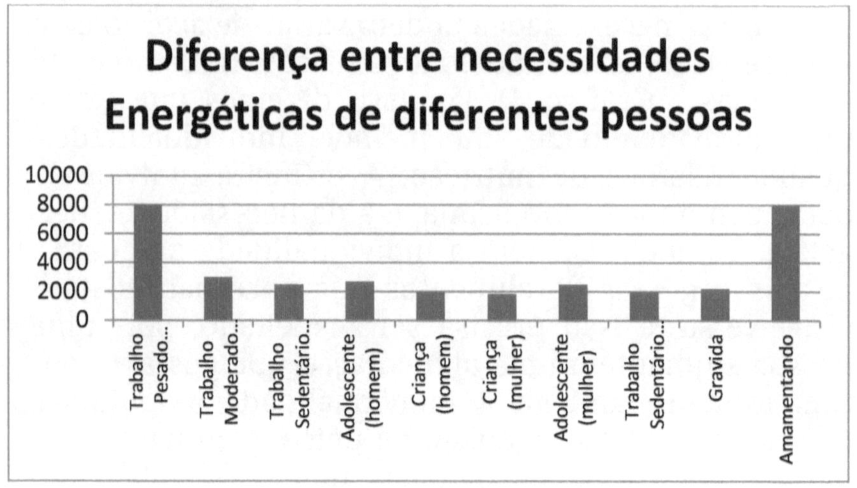

Fonte: Elaborado pelo próprio autor

Sendo assim, ter atenção ao consumo de alimentos que tem muitas calorias em pequenas doses é fundamental, ainda que você não precise cortar esses alimentos da sua alimentação completamente. Você também consegue gerar um déficit calórico aumentando o gasto do seu corpo.

Já que o equilíbrio calórico é uma relação entre o consumo e o gasto energético, você consegue gerar esse déficit não só diminuindo a quantidade de calorias que ingere, mas também aumentando o gasto diário de energia do seu corpo. Como vimos no gráfico 4, quanto maior o esforço de uma pessoa, maior a necessidade de energia dessa pessoa. Com isso, uma pessoa que pratica exercícios físicos precisa de muito mais energia do que uma pessoa sedentária, que não gasta energia na mesma intensidade.

Se uma pessoa faz uma dieta com o equilíbrio calórico incorreto de nada vai adiantar cortes e restrições. E isso não é valido apenas para a perda de peso.

Também é fundamental para a manutenção e ganho de peso. O equilíbrio calórico é a base de qualquer dieta.

Além das dietas da moda, também vemos algumas pessoas que põem sua confiança em *shakes* emagrecedores. E no fundo esse *shakes* podem muitas vezes prejudicar, mais do que ajudar. Esse é o caso de uma famosa marca de *shakes*, que prometia grandes milagres, como emagrecimento e mais saúde. Na verdade foi documentado que o consumo desses *shakes* colocava a vida das pessoas em risco, prejudicando sua saúde, levado a hepatotoxidade. A hepatotoxidade é um dano no fígado causado por substâncias químicas[59].

Mas, ainda que ignorássemos esse agravante, será que esses *shakes* ajudam no emagrecimento? A resposta é não. Esses *shakes* não são mágicos – ainda que pelo preço deles eles deveriam ser. E, nessa hora, o pensamento de algumas pessoas é "mas conheço alguém que emagreceu com *shakes*". Não. Você não conhece. Na verdade ninguém conhece. Por que assim como no caso dos carboidratos e glúten, o que faz emagrecer não é o *shake*, mas o déficit calórico.

Alguns *shakes* vem com uma indicação para que você substitua sua janta por um copo de *shake*. E com isso você passa a consumir menos calorias que antes, já que um copo de *shake* tem infinitamente menos calorias que um prato de comida. E agora vem outra pergunta: "mas se é assim, o *shake* não foi o responsável por esse déficit". Ele até pode ter sido, mas não seria o único que poderia fazer isso. Se você substituísse a janta por sopa, por exemplo, ia consumir menos calorias – não estou indicando que você faça essa estupidez. Da mesma forma, se você tomasse três copos d'água ao invés de jantar, iria gerar um déficit calórico e, consequentemente emagrecer.

Não existe uma solução milagrosa que vai fazer uma pessoa emagrecer. O que existe é a ciência da nutrição e os fatos. Respeitando e usando isso de maneira inteligente, qualquer pessoa pode emagrecer, ganhar massa muscular ou manter o peso, sem tornar a dieta um punição. Mas não é isso que nós encontramos nas dietas da moda.

CAPITULO 7

Dietas da moda

Com a busca pelo corpo ideal as pessoas tentam de tudo para perder peso. Nessa hora surgem diversas dietas, com vários tipos de cortes e vilões, se apresentando como soluções. Mas elas não passam de mentiras.

Essas dietas prescrevem padrões alimentares que fogem da normalidade da vida das pessoas[60]. Elas não respeitam a individualidade de cada pessoa, pois são criadas para atender a grandes grupos, mas já vimos que uma dieta precisa ser individual, pois cada pessoa tem uma necessidade especifica. Além disso, essas dietas não tem nenhuma base cientifica e, por serem restritivas, não podem ser mantidas por muito tempo, fazendo com que os poucos resultados que elas podem dar sejam passageiros[61].

Algumas dessas dietas vão além. Elas não só prometem emagrecimento fácil e rápido, mas também são vendidas como curas para os mais variados tipos de doença. Em alguns casos prometendo até curar o câncer[62]. Grande parte das pessoas adere a essas dietas pela falsa crença de que se alguém teve resultado com uma dieta dessas, essa pessoa também vai ter resultados e emagrecer. O que vimos ser falso, pois além da individualidade energética de cada individuo, ainda existe tudo que esta por trás da dieta, como a pratica de exercícios físicos e a quantidade de calorias que a pessoa ingeriu quando estava se submetendo a essa dieta.

Muitas dietas da moda já surgiram, e continuam surgindo, com falsas promessas de resultados milagrosos. Dieta Atkins, Dukan, dieta da sopa, dieta da lua, dieta da água. Esses são apenas alguns exemplos, pois a lista é realmente extensa. Até mesmo dieta do tipo sanguíneo existe. E claro, não passa de uma grande bobagem.

Mas talvez você já tenha visto alguém perdendo peso com essas dietas. Existe uma explicação simples pra isso. No inicio elas eliminam alguns quilos, por serem muito restritivas. Mas justamente por isso elas não podem ser mantidas por muito tempo e, como vimos anteriormente, são deixadas de lado, e com isso o resultado que as pessoas tem é algo apenas passageiro. Muitas pessoas acabam sofrendo com o famoso efeito sanfona, engordando – as vezes ganhando mais peso do que perderam – após abandonarem essas dietas.

O principal motivo disso é por que as pessoas fazerem essas dietas como algo temporário – e, de fato, não há como manter dietas tão difíceis. Mas uma alimentação saudável não pode ser assim. Você não deve fazer uma dieta com data de validade. Isso por que, apesar de óbvio, as pessoas cometem um grande erro quando fazem esse tipo de dieta temporária.

Elas seguem durante alguns meses uma alimentação restritiva e extremamente punitiva. Perdem alguns quilos, passam o verão mais magras, mas elas esperam ansiosamente pelo momento onde poderão largar aquela dieta e voltar a comer tudo o que comiam antes[63]. E, agora que você já entendeu como o corpo usa e estoca energia e a ação do balanço energético, fica claro que se as pessoas voltarem a comer mais do que o corpo delas necessita, elas vão engordar.

Essas dietas fazem a perda de peso ser passageira. Ou seja, uma pessoa segue uma alimentação tão fora de seus padrões, dos seus gostos e daquilo que é normal para ela que, ao voltar a sua "vida normal", ela come os tipos e a quantidade de alimentos que a fizeram aumentar de peso[64]. Por isso eu costumo dizer que uma dieta não pode ser feito apenas por alguns meses. Não pode ser algo temporário.

Um fato que também faz essas dieta terem algum resultado aparente é por que muitas delas levam a desidratação – sim, perda de água. A água não nos faz engordar, mas ela pesa. Se colocarmos uma garrafa com água em cima de uma balança e uma garrafa fazia em outra, é obvio que a garrafa com água pesará mais. Acontece exatamente a mesma coisa com nosso corpo – e a perda massa muscular[65], que pode muitas vezes ser usada como fonte de energia na ausência dos carboidratos.

Outro motivo desse tipo de dieta dar algum resultado é que esses cortes e restrições agem da mesma forma como agiria um corte de carboidratos ou glúten. Não só o alimento é cortado, mas todas as calorias que estão nele. Sendo assim essas dietas não são as grandes responsáveis pelo emagrecimento. Essa é a comum confusão entre causa e efeito, que já vimos nessa obra.

Mas se não há provas dessas dietas, por que tantas pessoas continuam seguindo elas? A verdade é que muitas pessoas estão desesperadas para emagrecer e tentam tudo que está ao seu alcance. Além dos gurus fitness, que propagam esse tipo de dieta, as pessoas podem ser influenciadas por celebridades ou propagandas[66]. As pessoas não querem gastar seu tempo pesquisando a fundo a eficácia e, até mais importante, a segurança de tais dietas.

Todas essas dietas são baseadas em ideologia – apesar de diferente entre elas - de emagrecimento[67], se apresentando como a solução para os males que afligem a todos. Mas o que é prescrito por essas dietas vai contra o que o Guia alimentar e as evidências científicas apontam como ideal e o que seria uma alimentação adequada. E seguindo essas dietas muitas vezes as pessoas se colocam em risco. Além de não conseguirem resultados reais e gastarem fortunas seguindo dietas sem fundamento, elas ainda podem ter prejuízos na sua saúde. E é o que veremos adiante, mostrando os efeitos reais de algumas dessas dietas.

CAPÍTULO 8

Dieta alcalina

Essa besteira, denominada dieta alcalina, tem como objetivo alcalinizar o pH do sangue, alegando que um sangue mais alcalino está associado a melhor saúde, enquanto um pH ácido está ligado a doenças. Para entendermos melhor essa dieta, antes de qualquer coisa precisamos entender o que é esse pH.

Em química, pH é uma escala numérica usada para especificar a acidez ou basicidade de uma solução aquosa. As soluções com valores de pH menor do que 7 são ácidas e soluções com valores maior do que 7 são básicas (menos ácido). A água pura apresenta pH neutro, possuindo um valor de pH igual a 7[68]. O nosso sangue tem um pH neutro, bem próximo de 7. O objetivo dessa dieta é tornar o pH mais básico, através da alimentação. O único problema é que isso não funciona.

E existe um motivo básico e simples para isso ser assim. Como já vimos nos capítulos anteriores nosso corpo precisa de equilíbrio. Já vimos sobre o equilíbrio calórico, mas agora estamos falando do equilíbrio ácido-base. Ou seja, a regulação de acidez do nosso sangue. Esse equilíbrio vai, naturalmente fazer com que nosso sangue tenha um pH próximo do neutro. E isso não acontece por que sua dieta é ruim, não se preocupe. Isso acontece por que isso é o normal e tem que ser assim para o bom funcionamento do corpo.

Essa dieta vai contra um princípio fisiológico básico, que controla o funcionamento do organismo dos seres vivos. O princípio da homeostase. Esse princípio, ou melhor, essa ação do corpo, faz com que as condições do nosso organismo permaneçam as mesmas (dentro da normalidade) para que o organismo se mantenha vivo. Caso as coisas fujam da normalidade o corpo age para que essas condições retornem ao padrão normal[69]. No caso do equilíbrio Ácido-Básico essa ação é por meio do sistema tampão.

O sistema-tampão existe na natureza biológica para controlar a concentração de íons H+ nos meios intra e extracelular[70]. Ou seja, ainda que, através da alimentação alguém tente deixar o corpo e o sangue mais alcalinos, o próprio organismo, através do sistema tampão, vai lutar contra essa alteração do pH, buscando a homeostase. Logo, se você tenta alcalinizar o seu sangue, você está em uma batalha contra seu próprio corpo.

Além disso, quem disse que um sangue mais alcalino é sinônimo de uma saúde melhor? Isso é uma suposição extremamente errada. Assim como a Acidose Metabólica, que leva a quadros como a sobrecarga respiratória (Hiperventilação), náuseas e vômito, aumento da concentração do íon K+ no meio extracelular, diminuição da responsividade às catecolaminas, diminuição da contratilidade miocárdica, inibição do funcionamento da via glicolítica, entre outros[71]; a Alcalose também é um oscilação da normalidade, que pode levar a entorpecimento, rigidez muscular e convulsões[72], e que deve ser evitada.

É extremamente equivocado – no mínimo – dizer que um corpo mais alcalino funciona melhor. Podemos observar isso quando vemos que existem funções do corpo que necessitam de um ambiente ácido para acontecer. É o caso da digestão de alimentos, que, no estomago, sofre a ação do ácido clorídrico – que como o próprio nome já diz, é acido – que facilita o processo de digestão e absorção[73]. O acido clorídrico tem o pKa (métrica que mede o "pH do ácido) -7.0[74] – o que é extremamente ácido, e que mantém o pH do estomago abaixo de 2,5[75]. E é assim que precisa ser. Sobretudo quando falamos da digestão e absorção de proteínas, já que o contato com o ácido clorídrico faz o pepsinogênio inativo se transformar na enzima pepsina[76].

Via de regra, enquanto o corpo agir normalmente e desempenhar as funções que lhe cabem, não vai adiantar se encher de "alimentos alcalinos", pois seu corpo constantemente vai tornar o pH do seu sangue normal, buscando o equilíbrio. E se ingerir coisas alcalinas é tão saudável assim, eu desafio os defensores dessa dieta absurda a tomarem um litro de água sanitária, que tem um pH de 13,5 (extremamente básico)[77]. Isso prova por A mais B que a relação ácido-base não tem a ver com a qualidade do que você ingere.

Mas infelizmente algumas pessoas optam por essa abordagem, acreditando em falsas promessas e tendo prejuízos até na sua saúde. Foi o caso da militar britânica Naima Houder-Mohammed. Ela foi detectada com um câncer me mama, foi tratada e se curou. Mas em 2012 foi detectado que 3 mil dólares por dia, para arcar com as despesas da internação.

E, resumindo a história, cerca de três meses depois da sua ida ao rancho de Young, Naima piorou e foi levada para um hospital. Depois, viajou de volta para o Reino Unido, onde morreu junto à sua família. Ela tinha 27 anos[78]. Infelizmente essa é uma das consequências de se acreditar em tratamentos alternativos, sem comprovação científica e abandonar tratamentos já convencionais. É claro que Naima estava em uma situação de desespero, porém, outras pessoas tentam alcalinizar o seu sangue só para emagrecer ou ter uma alimentação mais saudável, sem saber que estão se pondo em risco desnecessário. Muitas dessas dietas fazem promessas que não podem cumprir. É o que veremos adiante.

CAPÍTULO 9

Limpando o organismo

Algumas pessoas pensam que é necessário fazer uma limpeza no organismo, para ter mais saúde e perder peso, eliminando assim as toxinas do corpo. Pegando carona nesse modismo surgiram as dietas *Detox* (e os sucos ou chás *detox*). Segundo seus defensores a dieta *detox* tem como base uma alimentação limpa, com produtos orgânicos, sem conservantes e nada de alimentos congelados – como se alimentos com conservantes ou congelados fossem "sujos". Mais à frente veremos que isso não passa de mais um mito. São comidas preparadas e consumidas no mesmo dia, com ingredientes frescos[79].

Tudo parece muito bonito, olhando assim. Esses defensores ainda dizem que essa dieta é aconselhada para quem tem sintomas de fadiga crônica; problemas de fígado, intestino; inchaço; TPM (tensão pré-menstrual) e enxaqueca[80]. Essa dieta é propagada como a responsável por fazer uma limpeza completa no seu corpo, eliminando tudo que não presta. Ela ainda facilitaria a fase I e II do fígado para desintoxicação, seguida da indução à diurese[81]. Mas será que é assim mesmo que funciona?

Como todas as outras dietas da moda, tem muito mais por trás dos absurdos afirmados como sendo benefícios desse tipo de dieta. Para começar, nós temos que entender o que é uma destoxificação (ou *detox*). Esse processo, natural em qualquer organismo saudável, busca a eliminação de substâncias tóxicas[82] e reduzir a produção de radicais livres[83]. Ou seja, a destoxificação acontece normalmente, sem que nós precisemos fazer uma dieta para "*desentoxificar*".

Claro, existem sim alimentos que ajudam no processo natural de "limpeza" do organismo[84]. Mas isso não justifica uma dieta com foco nisso, já que é um processo normal do organismo, e que não há base cientifica para afirmar que essas dietas ajudam a fazer isso[85]. Para ilustrar, seria como se eu te recomendasse uma dieta para te ajudar a respirar melhor, mesmo que você respire normalmente, sem nenhum problema. Ou seja, um absurdo.

E agora você pode pensar que alguém já mostrou algum artigo sobre dietas *detox*, e sendo assim, isso prova que elas funcionam. Certo? Errado. Como já vimos nos primeiros capítulos, um artigo isolado não prova absolutamente nada. Além disso, parte dos estudos científicos sobre dieta *detox* não foram realizados com alimentos, mas sim com suplementos industrializados visando à desintoxicação de substâncias químicas, apresentando ainda metodologia imprecisa e resultados controversos[86].

Sucos, dieta e chás *detox* só servem para iludir pessoas que, por estarem desesperadas para perder peso e já terem tentado várias coisas, acabam se deixando levar por soluções milagrosas que surgem dia após dia. Mas será que esse tipo de dieta faz emagrecer? Essas dietas costumam ser restritas e, com isso, há uma privação de calorias, que consequentemente pode levar ao emagrecimento[87]. Mas, novamente, ela não é o fator responsável pelo emagrecimento. É apenas um veículo, facilmente descartável e de pouca confiança, que pode levar ao déficit calórico.

CAPÍTULO 10

Jejum Intermitente

Uma das coisas mais usadas na busca do emagrecimento nos últimos anos foi o Jejum Intermitente. Mas será que ele realmente leva ao emagrecimento ou que é só mais uma dieta da moda? O jejum teve seu *boom* como uma estratégia para emagrecimento e, sim, ele pode ser uma estratégia válida, se usada da maneira certa, O maior problema é que a maioria das pessoas que adota essa abordagem não vê o jejum como uma estratégia, mas sim como a única solução possível, ou seja, como uma dieta da moda. E quando é assim ele está fadado ao fracasso. Primeiramente, temos que entender que o jejum não é nenhuma inovação dietética que surgiu de forma bombástica reduzindo o peso das pessoas milagrosamente. Ele já é empregado a milhares de anos. Mas não da forma como tem sido, nos últimos anos.

O jejum sempre foi usado por religiosos, monges e diversas outras categorias de pessoas. Nesse meio ele é normalmente usado como forma de "penitência" ou purificação[88]. Mas ele vem sendo usado como uma forma de emagrecer inovadora, dizem alguns de seus defensores. Outros exemplos do pseudobenefícios desse tipo de intervenção é a "promoção da autofagia celular, aumento da secreção de HGH, prevenção de doenças neurodegenerativas, prevenção de doenças cardíacas, aumento da sensibilidade à insulina, auxílio no emagrecimento, aumento da praticidade e economia, combate ao estresse oxidativo e à inflamação, aumento da expectativa de vida, possível prevenção do câncer"[89]. Parece bom demais para ser verdade né?! E é mesmo. Por que tudo isso não passa de mais mentira.

Já existem vários artigos e até publicações em jornais e revistas que mostram que não é bem assim. E que apesar de uma especulação de que possam existir benefícios na aplicação do jejum, as evidências ainda são extremamente limitadas[90]. Não existe solução milagrosa para a perda de peso, e toda dieta ou estratégia que promete isso vai contra a ciência da nutrição. Mas como funciona o jejum, para dar todos esses resultados que ele promete?

A proposta dessa estratégia é alimentar-se dentro de um período do dia, e no outro período fazer restrição energética total (Gráfico 6). Existem vários protocolos diferentes, que restringem o consumo de alimentos em determinados períodos e permitem em outros, mas todos baseiam-se na mesma coisa, em sua essência: No déficit calórico[91]. Ou seja, o que acontece é que fazendo um jejum a pessoa consome menos calorias. E isso fica muito claro quando nós visualizamos como o jejum funciona.

Se nós consumimos menos calorias é claro que iremos emagrecer. Sendo assim a perda de peso que, porventura, alguém pode ter com o jejum não é por mérito desse protocolo, mas sim pelo déficit calórico gerado[92]. Para ficar sem comer você não precisa fazer um jejum, você pode fazer isso de maneiras muito mais simples. Sendo assim, a afirmação de alguns, de que o jejum intermitente gera a perda de peso[93], é falsa. Ele não faz emagrecer. O responsável por isso é o déficit calórico.

Gráfico 6

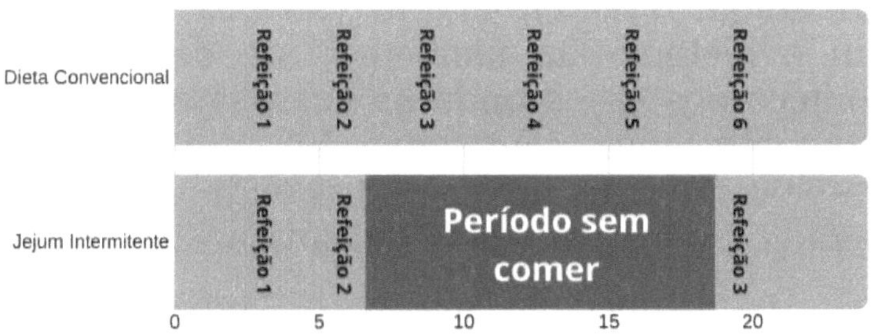

Mas talvez o jejum intermitente seja mais eficiente do que uma simples restrição calórica, tornando a perda de peso mais eficiente, certo? Não é isso que as evidencias nos mostram. O jejum intermitente não é mais eficaz que a restrição calórica, quando se trata de perda de peso[94]. Então, se isso não é motivo para aderir ao Jejum, talvez os benefícios à saúde, já mencionados acima e pregados por muitos dos defensores dessa abordagem, seja um bom motivo.

A não ser que isso também não passe de mais um mito. E é isso que estudos nos mostram. Evidenciando que os benefícios – os reais e não os absurdos – obtidos em uma alimentação que adota o jejum intermitente são consequência da perda de peso, gerada através de déficit calórico[95]. Isso significa que nós poderíamos obter os mesmos benefícios realizando uma alimentação normal com um déficit calórico. Se você tentar fazer um jejum e ignorar o déficit calórico, ou seja, se você fica um período de tempo sem ingerir calorias, mas depois, no período que pode comer, se alimentar do dobro do que seu organismo precisa, por exemplo, esse jejum de nada vai adiantar.

Por isso eu digo que o jejum pode sim dar certo. No caso de pessoas que, acima de tudo, se adaptam a essa forma de alimentação ele pode ser um caminho para atingir o déficit calórico. Mas ele não é o único, nem o melhor. Ele também pode dar errado. Isso acontece nos casos onde as pessoas não conseguem ficar tanto tempo sem comer, ou em casos em que a pessoa come mais nos períodos onde a alimentação é liberada, e não gera o déficit calórico.

Desde que não seja feito como uma dieta da moda, uma solução fácil e milagrosa, o jejum pode sim ser aplicado, se ele se encaixa bem no estilo de vida de uma pessoa.

CAPÍTULO 11

O Glúten engorda, faz mal ao cérebro, inflama e te deixa doente... Será?

Se você chegou até aqui sabe que um alimento sozinho não tem o poder de te fazer tanto mal como descrevi no título desse capítulo. Mas por que a dieta sem glúten (ou *gluten-free*) é tão alardeada como uma dieta mágica que trás vários benefícios a saúde? Em março de 2014 existiam 9,881 livros listados com o tema "*gluten-free*" e mais de 20 milhões de buscas no Google com esse termo[96]. Existem alguns motivos para isso e vou discorrer sobre eles nas próximas linhas, para que você entenda os mitos que envolvem esse nutriente.

Infelizmente esse é o tipo de dieta que se popularizou muito nos últimos anos e vem sendo amplamente divulgada, não só por seus defensores – que em algumas vezes beiram o fanatismo – mas também pela mídia e, pior ainda, sendo endossada por "profissionais". Esses profissionais e veículos de mídia divulgam uma mensagem que diz que o glúten provoca inflamações que podem gerar inchaço, dores articulares e indisposição. Retirar a substância do cardápio elimina estes problemas e ainda ajuda na perda de peso[97], e que teríamos, supostamente, vários outros benefícios na nossa saúde excluindo esse nutriente. Mas será que nós precisamos mesmo cortar o glúten?

O fato é que existem pessoas que precisam sim eliminar o glúten completamente da sua alimentação. Essas pessoas não fazem essa escolha por modismo ou por que querem. Na verdade elas sofrem com esse tipo de exclusão, que exigem muita restrição e uma enorme mudança nos hábitos alimentares. Uma dieta sem glúten é recomendada somente para pessoas que manifestam sensibilidade ao glúten ou a doença celíaca. Essa doença faz com que o consumo de glúten leve a reações autoimunes. Os sintomas podem variar de dor gastrointestinal aguda e erupções na pele ao aumento de certos tipos de câncer, infertilidade e doenças neurológicas[98].

Parece assustador, certo? Temos motivos o suficiente para cortar todo o glúten da nossa dieta, correto? Errado. Pois apenas quem tem doença celíaca é que pode ter esse tipo de reação com o consumo do glúten. Segundo a OMS (Organização Mundial da Saúde) apenas 1% de toda a população mundial é portadora de Doença Celíaca[99], e não todas as pessoas do mundo, como muitas vezes é alardeado por ai. Por isso a maioria de nós não precisa se preocupar com o consumo de alimento que tem glúten e nem passar por uma mudança brusca na alimentação, precisando fazer grandes sacrifícios[100].

Mas por que tantas pessoas ainda cortam o glúten de suas dietas? Como vimos acima, o cenário que nos passam do que pode acontecer se consumirmos glúten é um cenário assustador, que leva ao medo. E por isso, as pessoas leigas, que não tem o conhecimento científico para dividir o que é evidencia do que não passa de terrorismo nutricional acaba excluindo alimentos que contém glúten e se obrigando a fazer uma dieta extremamente restritiva, que elas não precisam.

Na verdade, como menciona Alan Levinovitz em seu livro, há 20 anos atrás ninguém nem tinha ouvido falar em glúten[101]. Mas com a onda de dietas da moda e soluções mágicas, a dieta sem glúten ganhou notoriedade – ainda mais depois de se adotada por celebridades – e se tornou uma das dietas mais seguidas por pessoas que querem emagrecer.

O que a ciência nos mostra é que não existem evidências que justifique a retirada do glúten da dieta para indivíduos saudáveis[102]. Com a divulgação desse tipo de dieta o Conselho Regional de Nutricionistas fez um encontro científico para debater a retirada do glúten da alimentação de pessoas que não tem Doença Celíaca (não celíacos). A conclusão desse encontro foi de que não existe respaldo cientifico para tal ato[103].

Mas e as evidências e artigos que os defensores da exclusão do glúten, dia após dia, alardeiam por ai? Seriam esses artigos falsos? Não. Mas a forma como eles são transmitidos é, no mínimo, enganosa. Eu vou te explicar.

Muitos estudos, que são selecionados a dedo, divulgados por defensores dessa abordagem são estudos feito com pessoas que tem doença celíaca. É o caso do *"Malignancy in coeliac disease effect of a gluten free diet"*, por exemplo, que concluir que uma dieta sem glúten tinha benefícios[104]. O que foi omitido, na maioria das vezes pelos propagadores dessa intervenção – mas em alguns casos até pelos próprios cientistas – é que esses benefícios eram específicos para pessoas que tinham Doença Celíaca. E isso é obvio.

Se uma pessoa tem Doença Celíaca e não pode comer glúten, é claro que ela se beneficiara da exclusão desse nutriente da dieta. Até por que esse é o único tratamento para a doença. Mas isso não significa que não celíacos teriam os mesmo benefícios aderindo a esse tipo de dieta. Na verdade, indivíduos não celíacos podem ter até prejuízos em sua saúde por aderir a esse tipo de dieta, uma vez que alimentos com glúten podem ajudar a criar uma boa composição de bactérias no cólon, prevenindo alguns tipos de câncer[105].

Mas se é assim por que, quando vamos ao supermercado, vemos tantas embalagens com "glúten-free" ou "sem glúten"? O primeiro motivo disso é por causa da legislação, que obriga o produtor a disponibilizar tais informações, especialmente para ajudar as pessoas com doenças celíacas na sua escolha alimentar[106]. O segundo motivo é estritamente comercial. Me diga, você gasta mais em um alimento convencional ou em um *glúten-free*?

É óbvio que você paga mais em um alimento sem glúten. Um estudo mostrou que, em média, os produtos sem glúten são 242% mais caros que os convencionais[107]. Esses alimentos são tratados como algo gourmet e por isso tem um preço elevado, que muitas pessoas pagam, mesmo sem precisar. Outro estudo analisou 742 produtos alimentares de 129 marcas, e de 7 categorias, provenientes de 8 lojas e constatou que todos os produtos sem glúten tinha o preço mais elevado, em alguns casos 300% mais alto que os convencionais[108].

Isso mostra que, para quem vende, é muito mais interessante e lucrativo que os alimentos sem glúten estejam na lista de compras de cada pessoa que entrar em um supermercado. Muitas vezes sem saber, ou ignorando, os prejuízos que essas pessoas podem ter por optarem por esse tipo de alimentação.

Ou afirmação que os defensores dessa dieta fazem é que o glúten que nós comemos agora é diferente do glúten que nossos avós comiam[109]. E isso nada mais é que um ataque ao desenvolvimento de novas tecnologias sendo aplicadas para uma melhor produtividade de alimentos. Assim como muitos criticam o advento da Revolução Neolítica, como veremos mais a frente, que transformou a forma como as pessoas se alimentavam no passado, possibilitando o crescimento da população[110], outros tantos criticam a produção de alimentos convencionais hoje em dia. Para esses eu deixo a seguinte questão: Como alimentar 7 bilhões de pessoas sem esse desenvolvimento?

Mas para aqueles que tiveram algum benefício, em especial no que se trata da perda de peso, eu volto a lembrar que, no fundo, esses benefícios foram gerados pelo déficit calórico. Não existe – ainda – um jeito de excluir o glúten de um alimento, sem excluir o alimento como um todo. Com isso também excluímos as calorias, e assim emagrecemos. Isso pode não acontecer quando as pessoas optam por usar substitutos "glúten-free", já que esses, muitas vezes são mais calóricos que seus similares tradicionais.

Outra forma de obter algum benefício com o corte do glúten é o efeito Nocebo. Já tratamos do efeito placebo e de suas ações na nossa alimentação. O efeito Nocebo é o oposto do Placebo. Ele atua a criação de expectativas negativas e piora do estado de saúde[111]. Ou seja, com todo o terrorismo e os mitos que cercam o consumo do glúten, algumas pessoas podem ter algum benefício por fazerem a exclusão, simplesmente por acreditarem que elas terão mais saúde fazendo esse corte.

CAPITULO 12

O leite é veneno

"O ser humano é a única espécie que bebe leite depois de adulta". Essa é uma afirmação muito comum e, por muitas vezes, a base de toda argumentação que sugere o corte do leite e de derivados da nossa alimentação. O único problema é que ela é falsa. Com isso, todo o argumento cai por terra.

Mas como isso pode ser falso? Que outra espécie consome leite de outra espécie, e ainda mais depois de adultos? Claro que seria impossível irmos a padaria e vermos um cachorro escolhendo o melhor tipo de leite e depois se direcionando ao caixa para pagar. Isso, é óbvio, não poderia acontecer. Mas, diferente do que os críticos do consumo de leite pensam e divulgam, isso não se dá por que os cães seriam mais inteligentes que o homem, e isso eu espero que seja óbvio, mas justamente pelo oposto.

O ser humano foi o único que conseguiu gerar desenvolvimento, criar a roda, avanços tecnológicos, mercado e determinados tipo de relações interpessoais. Muitas das conquistas desse desenvolvimento foram marcos na historia da humanidade e mudaram todo o cenário. Foi o caso da invenção da escrita[112]. Não é por que outras espécies não conseguiram tal feito, e todas as consequências benéficas dele, que nós devemos deixá-lo de lado. É o caso também da produção de alimentos. Nenhuma outra espécie consegue produzir a quantidade de alimento que os seres humanos produzem – que muitas vezes servem para alimentar até outras dessas espécies incapazes – com a mesma eficiência. Essa produção de alimentos, e o armazenamento dos mesmos, marcada pela Revolução Neolítica, foi fundamental para o enorme crescimento populacional[113], como veremos mais detalhadamente a frente.

Mas para piorar, nem essa argumentação grotesca de que "nenhuma outra espécie" faz isso está certo. Existem relatos em estudos científicos que evidenciaram uma espécie de gatos selvagens que roubavam leite de elefantes marinhos[114]. Ou seja, outras espécies fazem isso quando precisam sobreviver. Isso nos mostra que o leite não é esse "veneno branco"[115] que muitos dizem por ai. Ele não é um vilão.

Mas existem sim pessoas que não podem consumi-lo. Não são todas as pessoas do mundo, mas apenas aquelas que tem intolerância a lactose ou alergia ao leite. Essa intolerância ocorre quando temos a diminuição da enzima *lactase*. Essa enzima é necessária para a digestão da lactose e, na sua ausência, a lactose é fermentada no intestino e isso leva a todos os sintomas de desconforto que os intolerantes a lactose sentem[116].

Existem alguns fatores que podem levar a essa diminuição da produção da enzima *lactase*. Quando nascemos dificilmente temos esse problema, já que os recém-nascidos devem se alimentar exclusivamente de leite materno, até os seis meses de vida, segundo a recomendação da OMS[117]. Mas com o passar dos anos essa produção de *lactase* pode sofrer alterações. Só que não é cortando o leite que – as pessoas saudáveis – vão ter uma melhora desse quadro. Na verdade isso pode surtir o efeito contrário, mas para entender isso, é necessário entender como funcionam algumas reações no nosso organismo.

Sempre foi comum, no mundo das academias de musculação, o uso de suplementos e, em alguns casos, o uso de esteroides anabolizantes e hormônios, para potencializar os resultados, seja de atletas ou de pessoas que estão em busca de um corpo ideal. Uma das escolhas dessas pessoas era fazer uso de testosterona. Popularmente, existia o mito de que as pessoas que faziam isso ficavam com baixos níveis de testosterona e impotentes. Isso não é a realidade. O que acontece é que quando uma pessoa faz uso de testosterona há o aumento do desejo sexual, e não o contrário, por que os níveis de testosterona estão acima do normal. O problema está no que acontece depois. Como nosso organismo busca sempre o equilíbrio, quando ele sente que os níveis de testosterona estão altos, devido a utilização de testosterona "externa", ele para com a produção natural de testosterona[118]. Por isso recomenda-se fazer uma terapia para que essa produção natural seja estimulada, depois que esse uso é cessado.

Isso nos mostra que nosso corpo muitas vezes age com reações a um determinado acontecimento. Quando o corpo vê que não precisa produzir algo, como a testosterona, ele para essa produção, para não gastar energia a toa. O mesmo acontece com a produção da enzima *lactase*. Essa enzima tem uma função: "quebrar" a lactose para que ela seja digerida. Mas se não há lactose, o que acontece?

Exatamente. O corpo pode para de produzir a enzima, simplesmente por que ele vê que não há essa necessidade. É o que nos mostra o professor Lancha Jr, da USP: "Nos adultos que deixam de consumir leite e laticínios, a produção dessa enzima pode diminuir e causar dificuldade para digerir o leite ou até mesmo intolerância à lactose"[119]. Ou seja, parar de tomar leite não resolve o problema, só o agrava. Em um reality show sobre empreendedorismo um participante apresentou um modelo de negócio que se baseada na venda de suplementos sem lactose, para o público geral. Para aquelas pessoas que de fato tem intolerância isso é uma ótima noticia. Mas não para o publico em geral, como era a intenção do participante. Felizmente uma das investidoras, que estavam avaliando o negócio sabia disso, e falou em rede nacional que isso era um perigo, pois "pessoas que não tinham intolerância podiam desenvolver". É uma pena que o terrorismo de excluir um alimento, sem a real necessidade seja divulgada e, pior, divulgada por "profissionais".

Além de todos os terrores associados ao leite, como já vimos, ainda existem aqueles que dizem que ele engrossa a pele, faz engordar e inúmeras outras coisas. O que não passa de mais mentira. Na verdade o leite pode ser um ótimo aliado para as nossas vidas. Ele é uma ótima fonte de proteínas – não à toa o suplemento proteico mais conhecido é feito do soro do leite, o *Whey Protein* – e fonte de cálcio. Mas, além disso, o leite pode ser benéfico a nossa saúde em questões bem menos divulgadas.

É o que nos mostra um artigo que analisou a relação entre câncer de próstata e consumo de leite em 3.918 homens. O estudo partiu do pressuposto de que quanto maior o consumo de lácteos maior seria a incidência e a fatalidade do câncer. O que os resultados mostraram foi justamente o oposto[120]. O leite pode ser benéfico para nossa saúde. Ele não é um superalimento, assim como nenhum é e não deve ter um consumo exagerado, mas com equilíbrio ele pode ser um aliado. Outro estudo, feito na Itália, chegou á conclusões bem similares, constatando que o consumo está ligado a uma tendência de menor surgimento de câncer de próstata, colón, reto, mama e ovário[121]. Isso significa que se tomarmos leite todos os dias em quantidades enormes não vamos ter esses tipos de câncer? Não. Mas mostra que o leite não é um vilão e que pode nos auxiliar na boa manutenção da nossa saúde.

O consumo de leite também já foi associado ao um menor risco de incidência de diabetes tipo 2, por um outro estudo[122], que mostrou que esse consumo pode ser uma prevenção ao diabetes. Vamos a cada instante que, cientificamente falando, o leite não tem nada de vilão. Mais um estudo, que dessa vez analisou a associação do consumo de leite com mortes causadas por doenças cardiovasculares e câncer, não encontrou absolutamente nenhuma relação entre essas mortes e o consumo[123].

Agora você pode estar pensando sobre o problema, relacionado ao leite, e em especial o de caixinha, que ainda não mencionei: Ele tem conservantes. O que não passa de mais uma falácia. As pessoas acham que o leite só dura tanto tempo nas prateleiras dos supermercados por que tem quantidades exorbitantes de conservantes químicos que vão envenena-las aos poucos. Mas não é isso que acontece. O leite não tem conservante – diga-se de passagem, algumas marcas vem investindo fortemente em publicidade para acabar com esse mito. Algumas até estampam em suas embalagens que o leite não tem nenhum conservante. O que faz o leite durar tanto é única e exclusivamente o processo pelo qual ele passa para a eliminação de micro-organismos. Nesse processo não a adição de nenhum veneno ou produto químico, nem para matar os micro-organismos, nem para nos matar. O leite é simplesmente submetido a temperaturas extremamente altas e depois é selado na sua embalagem, sem mais contato com o mundo exterior. Esse processo é chamado de Pasteurização *Ultra-High Temperature*, ou UHT[124]. E é por isso que nas embalagens vemos essa sigla. Depois que os micro-organismos são eliminados, através da alta temperatura ele não entra mais em contato com outros micro-organismos, que poderiam fazer ele estragar. E é por isso que ele dura tanto.

Não à toa, se abrirmos o leite de caixinha e deixarmos ele fora da geladeira, logo ele estragará, pois vamos fazer com que ele tenha contato com o meio exterior e com os micro-organismos.

O que fica claro é que o leite não é o veneno, que muitos alardeiam por ai. Assim como ele não é um superalimento que pode fazer milagres. Ele é um alimento normal, que pode ser ingerido, desde que feito com moderação, respeitando as necessidades do seu corpo.

CAPÍTULO 13

O problema são os carboidratos

Depois de ataques aos mais variados alimentos, desde o ovo, anos atrás, até os alimentos com glúten, hoje em dia, um dos maiores alvos são os carboidratos. Responsáveis pelos males do nosso tempo e que precisam a todo custo ser cortados. Algumas pessoas, que seguem esse tipo de dieta, dizem que *Low Carb* não é uma dieta, mas sim um estilo de vida – assim como a dieta que veremos no nosso próximo capítulo. Mas quando as pessoas seguem uma alimentação achando que ela é a única solução para os seus problemas e que nada fora dela funciona, isso não é um estilo de vida, mas sim, só mais uma dieta da moda. Estilo de vida é aquilo que você consegue levar naturalmente, sem ter que fazer mudanças absurdas e comer aquilo que você não gosta.

Eu costumo dizer que uma dieta é que precisa se adequar a realidade de uma pessoa. Não o oposto. Mas, assim como no Jejum Intermitente, existem pessoas que se adaptam facilmente a uma dieta *Low Carb* e que tem resultados com ela. Mas não são todas. Mas por que isso acontece? Antes precisamos entender o que é uma dieta *Low carb* e como ela funciona, já que até entre aqueles que seguem essa dieta, muitos acham que ela é uma coisa que não é. A primeira coisa a se entender é que *Low carb* não é uma dieta que corta todos os carboidratos.

Podemos traduzir livremente o termo *Low Carb* como baixo carboidrato. Ou seja, uma dieta *Low Carb* é uma dieta com baixo consumo de carboidratos. Mas baixo quanto? Esse é o erro de muitas pessoas que tentam seguir, ou acham que seguem, uma dieta *Low Carb*, mas estão na verdade fazendo algo completamente diferente. Uma dieta *Low Carb* permite que haja um consumo de 30 a 130 gramas de carboidrato por dia[125]. Isso pode parecer pouco, falando desse jeito, mas para deixar mais claro: 130 gramas de carboidrato são equivalentes a 520 calorias. E, dependendo da necessidade energética do individuo, isso pode ser muito sim. Só para você ter ideia, você poderia comer mais de 13 fatias de pão de forma integral e ainda estar dentro de uma dieta *Low Carb*, pois você ainda estaria ingerindo a quantidade "certa" de carboidratos[126].

Quando ela é usada da maneira adequada, respeitando essa quantidade de consumo de carboidratos, ela pode ser uma estratégia valida para algumas pessoas. Mas normalmente não é isso que acontece. Como ela é propagada como a solução rápida para o emagrecimento[127], as pessoas tendem a excluir quase todos os carboidratos de suas dietas e passam a fazer dietas extremamente restritivas que como já vimos, não funcionam, já que não podem ser mantidas por muito tempo.

Mas isso significa que a *Low Carb* não faz ninguém emagrecer? Não. Ela pode sim fazer as pessoas perderem peso. Alguns estudos mostram que a redução de carboidratos leva sim ao emagrecimento[128]. Mas essa perda de peso, assim como em qualquer outra dieta da moda, se dá por que junto com os carboidratos excluídos, se vão também as calorias. E o déficit calórico gerado é o responsável pela perda de peso.

Então a dieta *Low Carb* não é uma dieta superior às outras? É isso mesmo. Um artigo, por exemplo, mostrou que a perda de peso não estava associada necessariamente a exclusão de carboidratos da dieta, mas a outros fatores[129]. A exclusão de carboidratos é só um meio para atingir um fim: o déficit calórico. Mas não é o único, nem o melhor. Outro estudo comparou duas dietas da moda: a *Low Carb* e a *Low Fat* (dieta com baixo teor de gorduras). O artigo foi uma meta-analise, um estudo que reúne dados que diversos outros artigos, que comparou os resultados de uma dieta com baixo teor de carboidratos com uma dieta que reduzia os níveis de consumo de gordura. Os resultados? Para a perda de peso as dietas *Low Carb* funcionam da mesma maneira que as dietas com baixo teor de gordura[130]. Isso acontece por um motivo: as duas geram a mesma coisa, um déficit calórico. E, claro, com a perda de peso, que acontece por consequência do déficit calórico, vários benefícios são observados. Esses benefícios são diretamente ligados a perda de peso e não as dietas, como alguns tentam alegar.

A *Low Carb* pode ser um caminho, mas não para todos. Já que algumas pessoas não conseguem fazer o corte de carboidratos das suas dietas. Elas não são obrigadas a fazê-lo e isso não significa que elas nunca vão perder peso. Como vimos, existem outros caminhos, e cada pessoa se adequa mais a um tipo específico.

A meta-analise, que foi mencionada acima, ainda mostrou que as dietas *Low Carb* tem um "prazo de validade", ou seja, que elas só dão resultados por um tempo específico. Esse tempo seria de seis meses[131]. Mas isso pode acontecer pelo simples fato de que com a perda de peso, as necessidades do corpo mudam (diminuem) e com isso a alimentação precisa ser reajustada, mesmo em uma dieta *Low Carb*, coisa que pode não ter acontecido no estudo.

Se você se adapta e gosta de fazer *Low Carb*, ótimo. Mas não seja uma das pessoas que acham que ela é a única coisa que funciona e que todas as pessoas precisam fazer ela. Cada indivíduo é diferente do outro e tem preferências distintas. Você também não deve achar que o carboidrato é um veneno, pois ele não é. Ele é um nutriente normal e, muitas vezes, necessário.

Como sabemos, nosso corpo precisa de energia o tempo todo. A fonte alimentar que gera essa energia de forma mais fácil e comum são os carboidratos. Quando nós negligenciamos o consumo de carboidratos nosso corpo pode acabar usando nossa massa magra, ou seja, nossos músculos, como fonte de energia, no processo de catabolismo. Os carboidratos, por varias vezes, são nossos aliados. Nos exercícios físicos, por exemplo, o seu consumo pode gerar um melhor desempenho, através da ativação cerebral[132].

Vemos que não precisamos cortar carboidratos totalmente. Mas algumas pessoas fazem isso. Já mostramos que uma dieta *Low Carb* pode ter até 130 gramas de carboidratos e, em casos extremos, apenas 30 gramas. E estudos nos mostram que isso pode gerar resultados, levando a perda de peso. Porém existem pessoas que excluem quase todo o carboidrato de suas dietas, consumindo até mesmo, menos de 30 gramas por dia. Isso, diferente do que essas pessoas pensam, não é uma dieta *Low Carb*, mas sim, uma Dieta Cetogênica[133]. Essa, contudo, carece de evidencias que comprovem sua eficácia.

CAPÍTULO 14

A dieta do homem das cavernas

A dieta da moda que se tornou a queridinha de muitos, em especial de alguns praticantes de *Crossfit*, foi a dieta do homem das cavernas, ou Dieta Paleolítica. Essa dieta incentiva uma alimentação similar ao da era Paleolítica, ou dos homens das cavernas, quando ainda não existia agricultura e a humanidade se alimentava da caça de animais e da coleta de frutas[134]. Segundo seus defensores, essa dieta ajudaria a prevenir doenças e a emagrecer, uma vez que os homens das cavernas eram magros e não sofriam com doenças contemporâneas, como diabetes e hipertensão. Para esses defensores, os homens da pré-história tinham a alimentação correta que, hoje, é negligenciada por padrões sedentários de alimentação[135].

Mas existem vários erros nesse pensamento. Porém, antes de abordar esses erros quero mostrar que uma dieta no estilo Paleolítico pode trazer benefícios, quando ela é vista como uma forma de tornar a alimentação algo mais saudável, sem uso excessivo de açúcares e de calorias. Para muitas pessoas que tem péssimos hábitos alimentares, ter esse estilo como uma forma de visualizar uma alimentação de mais qualidade, pode ser uma boa opção. Quando falamos de prevenção de doenças, alguns pontos nessa dieta, como a composição de gordura, baixa carga glicêmica, equilíbrio sódio potássio, as fibras e o equilíbrio entre os nutrientes podem ser muito efetivos. Mas ninguém precisa de uma dieta padronizada, que não respeita os gostos individuais, para ter esses benefícios[136]. Eles podem ser atingidos com uma alimentação individualizada.

Essa dieta, assim como todas as outras dietas da moda, tem alguns vilões. O consumo de leite e derivados, grãos e alimentos processados é extremamente restritivo[137]. Isso pode nos dar uma enganosa sensação, se analisarmos apenas superficialmente, de que essa é uma boa dieta. Mas quando lembramos que quanto mais restrita uma dieta é, mais chances ela tem de não dar certo, já que não pode ser mantida, esse pensamento cai por terra.

Mas, com certeza, um dos pensamentos mais incoerentes é de que o homem das cavernas mantinha essa dieta por que ele era dotado de alguma sabedoria suprema, que hoje é ignorada por toda a humanidade. Nesse ponto volto a analogia do cachorro, que não compra leite no supermercado. O homem das cavernas não tinha aquela alimentação por que ele queria. Mas sim por que era sua única escolha. Diferente dos dias de hoje, onde temos uma facilidade enorme – salvo em alguns casos – de encontrar alimentos. Muitas vezes nós só precisamos ir até a esquina e encontrar uma padaria ou supermercado.

Mas, no contexto do homem paleolítico, não era assim. Os homens não caçavam por que era mais saudável, mas sim por que, em muitos casos, essa era sua única opção para suprir as necessidades do seu corpo – ainda que a carne de caça possa ser mais "magra", mas não é esse o ponto. Ou alguém realmente acredita que se o homem primitivo tivesse a opção de comer pão na segurança de sua casa ou sair para caçar animais selvagens, que poderiam destroçá-los, eles iriam optar por colocar suas vidas em risco? É óbvio que não.

Aqui nós já caímos em outro absurdo, que é propagado pelos defensores desse tipo de dieta. O de que os homens das cavernas não morriam das mesmas doenças que nós[138]. Mas será que eles realmente não tinham tais doenças, ou que eles só estavam "ocupados demais" sendo mortos por feras selvagens, sem ter tempo nem de envelhecer?

Algumas outras doenças podem não ter sido diagnosticadas, já que vemos que a cada dia que se passa a um maior diagnostico de doenças, muitas antes desconhecidas. Além disso, havia uma grande mortalidade infantil e mortes por doenças infecciosas[139]. O que nos mostra que a vida do homem das cavernas não era esse paraíso que nos é mostrado por muitos.

O "estilo de vida" paleolítico sofreu uma ruptura com o advento da Revolução Neolítica, que foi responsável por transformar o estilo de vida do homem em sedentário[140]. Muitos falam desse sedentarismo em tom de crítica. Mas ele foi a responsável por um salto na população mundial, através da produção de alimentos – fator que era um limitante do crescimento populacional[141]. Ou seja, olhando por esse ponto, a quebra do "sistema" do homem das cavernas foi o que fez com que houvesse alimento o suficiente para que o mundo fosse alimentado e, consequentemente, para que nós estivéssemos aqui.

Os propagadores da dieta paleolítica usam o medo como ferramenta para que ela seja posta como uma solução para os males da humanidade, quando colocam como antagonista a modernidade e o desenvolvimento[142]. O que não passa de falácia, já que o fato de podermos nos alimentar bem, hoje, se dá, em grande parte por esse desenvolvimento. Esses propagadores desse estilo de alimentação se esquecem que confiar apenas em uma alimentação "natural", acreditando que ela nos protegerá de tudo, pode nos deixar expostos a outros males, como surtos de sarampo, caxumba, coqueluche, pólio ou rubéola[143].

Outro fator importante é como é ignorado - muitas vezes, propositalmente – a intensidade dos exercícios praticados por esses homens das cavernas. Antes da revolução Neolítica, todos eram, basicamente, nômades, que viviam se mudando atrás de comida e de condições ideias para sua sobrevivência. Além disso, para se alimentarem, precisavam constantemente caçar, uma vez que não havia um sistema de estoque em funcionamento. Sendo assim, eles exercitavam-se diariamente para assegurar seus alimentos, água e proteção, sendo pouco provável a presença de obesidade androide e *diabetes mellitus* entre eles, por causa dessa pratica de atividades físicas intensas[144]. Logo, eles poderiam não ser magros por consequência da sua dieta, mas sim pela intensa pratica de exercícios físicos, o que os mantinha no estado calórico que os fazia emagrecer.

O que fica evidenciado é que uma dieta paleolítica não é a melhor dieta do mundo e nem todos se adaptam a ela. Além disso, nem todos precisam desse tipo de dieta. A dieta Paleolítica não é uma superdieta só por que ela foca em alimentos mais naturais. Apesar de muitas pessoas acreditarem que apenas ter uma dieta mais "natural" é a solução, isso não significa muita coisa – especialmente quando se trata de emagrecimento. Ou seja, ter uma alimentação mais "natural" não significa que uma pessoa será mais saudável. Isso é um grande engano, que veremos no próximo capitulo.

Capítulo 15

Exclua os processados... Ou não

Muitas pessoas acreditam que precisam consumir apenas coisas "naturais" e que todos os produtos industrializados nunca podem ser consumidos. Isso é uma grande mentira. Na verdade, é extremamente difícil que alguém consiga ter, especialmente nas grandes capitais, uma alimentação 100% natural. Com a correria do dia-a-dia das pessoas o mercado busca a cada dia mais facilitar a vida das pessoas. Muitas das vezes essa facilitação é entregue por meio de comidas industrializadas.

Como toda comida processada é vista como um veneno[145], por consequência, todo alimento natural é visto como um superalimento. Mas não é bem assim. Só que, por acreditar nessa falsa alegação, muitas pessoas acabam tendo prejuízos na sua saúde. É o caso de pessoas que optam por alimentos naturais para atingir um emagrecimento rápido. E um desses casos de prejuízo foi o que aconteceu após o consumo de Noz-da-índia, alimento que prometia uma infinidade de benefícios, através do seu consumo, inclusive a perda de 12 quilos por mês[146]. Uma mulher, após fazer o consumo desse alimento "natural" morreu por intoxicação[147].

Mas por que isso aconteceu, já que "alimentos naturais sempre são melhores"? Isso ocorreu por que, além de existir uma grande similaridade entre a noz e o chapéu-de-napoleão, que é "veneno puro"[148], a venda de noz-da-índia em alguns países é proibida. Isso talvez se deva ao fato de que a *Aleurites moluccana*, nome cientifico da noz, esteja presente em registros de plantas tóxicas[149]. Ou seja, não é por que algo é natural que é bom e que deve ser consumido. Em alguns casos é justamente o oposto: É necessário algum grau de processamento para que o alimento possa ser ingerido, sem causar danos – é o caso do leite UHT, que vimos.

Muitas pessoas acreditam que comer algo natural sempre será sinônimo de uma alimentação mais saudável. Alguns usam como base para essa crença a "regra de ouro" do Guia Alimentar da População Brasileira, porém, de forma pervertida, ao transformarem a afirmação "prefira sempre alimentos in natura ou minimamente processados e preparações culinárias a alimentos ultraprocessados"[150] em "todos os alimentos industrializados são veneno e todo natural é bom". Mas se esquecem que, hoje em dia, até o simples processo de embalagem de uma maça é uma forma de industrialização.

Outro ataque feito aos produtos industrializados é que eles tem "aditivos químicos". Claramente esse tipo de alegação tenta levar o medo aos consumidores, que ficam em uma posição onde não sabem nem o que estão comendo. Mas como já vimos, quando falamos de equilíbrio, nem todo químico é ruim. Nosso corpo é composto por diversos elementos químicos[151] e, em muitos casos, as pessoas ainda ingerem elementos químicos através de multivitamínicos. É claro que não estou te incentivando a se encher de alimentos industrializados, até por que, a maioria deles tem muitas calorias, o que faria você não ter o equilíbrio calórico que precisa. Porém, ninguém vai ter todos os resultados da sua dieta jogados no lixo por que consumiu uma lata de refrigerante.

Ao contrário do que muitos pensam, existem alimentos industrializados que são ótimos aliados, não só pela praticidade, mas também para a nossa saúde. É o caso da manteiga, creme de leite, alimentos enlatados - sem conservantes artificiais, carnes e outros. Nós não podemos julgar a qualidade de um alimento apenas por ele ser industrializado ou não. Existem diversas outros fatores que vão determinar como esse alimento vai agir no nosso organismo.

O que a maioria dos gurus propaga informações falsas sobre "naturais" e "processados", alegando que a alimentação natural, e especialmente aquela que existia na pré-história, antes da tecnologia permitir a grande produção de alimentos e dos alimentos processados existirem, onde as pessoas não se preocupavam com doenças como diabetes ou autismo[152], e grande parte das pessoas, infelizmente, acredita nisso. Alimentos que passam por um mínimo processo de industrialização podem ser bons aliados em uma alimentação saudável. Mas então como ter uma alimentação saudável e emagrecer?

CAPÍTULO 16

O segredo para emagrecer

Se não são alimentos milagrosos, a exclusão de glúten ou lactose, nem o consumo de sucos *Detox* que nos levará ao emagrecimento, qual o caminho para emagrecer? Será uma nova dieta da moda ou um novo vilão alimentar, que deverá ser cortado da sua dieta para o emagrecimento? Nessas lacunas muitas vezes grandes oportunistas surgem prometendo soluções milagrosas, com uma nova dieta ou formula revolucionária. Esses oportunistas, normalmente, tem "sucesso" na divulgação das suas ideias não por que eles têm um bom embasamento científico. Mas por que reforçam mitos poderosos e propõem soluções simplistas – como excluir um alimento específico – para solucionar todos os problemas de saúde que uma pessoa pode ter e levar ao emagrecimento[153].

Não é nessa lacuna que essa obra busca sem enquadrar. Pelo contrário, aqui você não verá nenhuma dieta da moda ou solução mágica sendo propagada como solução para emagrecer. Aqui apenas serão mostradas evidências científicas e aquilo que é comprovado. Por isso, ao mostrar o caminho para o emagrecimento, não será incentivado o corte absurdo de alimentos ou dietas sem pé ou cabeça. Mas que caminho é esse?

Já vimos que um fator fundamental, que não pode ser ignorado, para o emagrecimento é o déficit calórico. Ou seja, consumir menos calorias do que nos gastamos diariamente. Se qualquer tentativa para emagrecer for feita, sem que haja um déficit, o esforço dessa tentativa será em vão. Isso significa que não adianta fazer qualquer dieta restritiva, cheia de cortes ou da moda sem fazer esse déficit calórico. O déficit calórico é o primeiro passo para qualquer pessoa que queira emagrecer. E isso não é um modismo, ou uma dieta padronizada. Isso é ciência da nutrição, com bases científicas.

Ao contrário das dietas da moda e solução milagrosas, com um déficit calórico não existe uma formula fixa de emagrecimento, onde você precisaria cortar determinados alimentos e consumir outros. Como cada pessoa tem uma necessidade energética especifica e diferente das demais, uma dieta só vai funcionar para uma pessoa: Para quem ela foi criada. Outro fator que diferencia uma alimentação nos moldes propostos nessa obra de qualquer dieta de moda é que nesse tipo de alimentação, não só é permitido, como é ideal que você coma o que você goste. E nessa hora muitas pessoas ficam surpresas.

Como dietas já foram associadas a privação e punição é muito difícil, para a maioria das pessoas, acreditar que é possível comer aquilo que você gosta e ter uma alimentação saudável, ou emagrecer. Mas isso é possível. Na verdade, ter uma alimentação que você gosta é o primeiro passo para ter os resultados que você quer. Nós já falamos que várias pessoas desistem de dietas por que essas dietas são extremamente restritivas. Ou seja, a dieta não permite que elas comam aquilo que gostam. Se você tem uma dieta assim é óbvio que você não estará feliz enquanto segue essas dietas e sempre vai ser tentado a falhar nela. Isso muda quando você pode comer o que gosta. Fazendo isso, você pode manter a sua dieta por longos períodos de tempo e ter os resultados que quer. É sempre importante lembrar que para ter qualquer resultado de uma dieta, plano alimentar ou estratégia, é necessário colocar essas coisas em prática. Quando as pessoas fazem dietas punitivas elas não conseguem mantê-las em prática por muito tempo. Uma das coisas que eu falo para os meus clientes é que uma dieta não pode ser uma solução temporária, que alguém faz por alguns meses e depois larga, voltando aos antigos hábitos. Muitos fazem isso e ficam andando em círculos. Uma dieta tem que ser feita por toda a vida. É claro que quando pensamos em dietas como cortes e sofrimento, manter uma dieta por toda a vida é algo quase impensável. Mas agora que você sabe que pode comer o que gosta, mesmo em uma dieta saudável, você sabe que isso é possível.

Mas como é possível incluir os alimentos que gostamos e emagrecer? É simples. Basta respeitar o que estamos apontando como sendo o responsável pelo emagrecimento, desde o início dessa obra: O déficit calórico. Na prática, se alguém comesse só frango e suco verde, mas em uma quantidade tão grande que superasse a necessidade energética dessa pessoa, ela não iria emagrecer. Já no cenário oposto, se alguém comesse apenas brigadeiro, mas em uma quantidade que o consumo total de energia fosse abaixo da necessidade energética, essa pessoa que come brigadeiro iria perder peso. Não existe mágica, é apenas matemática. É claro que eu não aconselho ninguém a ter uma alimentação tão monótona, com apenas um alimento. Além de saturar o paladar, com um gosto repetitivo, você acabaria tendo carências nutricionais de diversos nutrientes, já que nenhum alimento é completo.

Logo, o equilíbrio é fundamental. Não só o equilíbrio calórico, que é sim importante. Mas também o equilíbrio entre comer o que você gosta e atender as necessidades do seu organismo, de acordo com os seus objetivos.

CAPITULO 17

Por que é fácil para uns e difícil para outros?

Talvez você já tenha reparado que, para algumas pessoas, o emagrecimento, a prática de exercícios físicos, fazer dietas e outras coisas ligadas a alimentação e saúde são mais fáceis do que para outras. Algumas, por exemplo, tem uma facilidade enorme de seguir planos alimentares, enquanto outras sofrem por nunca conseguirem. Mas por que isso acontece? Será que o primeiro grupo é privilegiado com algum dom? Será que são mais capazes ou superiores? Não. Nada disso. A resposta para isso é muito mais simples do que muitos imaginam. E tem a ver com sua escova de dentes.

Para a maioria da população saudável o ato de escovar dentes é algo que está no cotidiano. É algo simples, fácil de ser feito e, praticamente automático. Ninguém precisa enfrentar grandes dilemas filosóficos para escovar os dentes, ou para entender o porquê de estar realizando aquela ação todos os dias. Muitas vezes, nem mesmo pensamos nos benefícios que essa ação trará para nossa saúde bucal. É puramente automático. Mas por que é assim? Porque isso é um hábito.

Vemos alguns gurus e até alguns profissionais da saúde por ai dizendo que precisamos criar hábitos saudáveis. Isso é verdade. Mas como fazer para criar esses hábitos? Quase ninguém fala sobre isso. Quando falamos de escovar os dentes, que é um hábito hoje em dia, nós não nascemos sabendo fazer isso e muito menos tendo isso como um hábito. Pelo contrário, nós aprendemos.

Antes de seguir, mostrando como é possível criar hábitos que vão nos ajudar a ter uma alimentação mais saudável, eu quero fazer uma distinção entre hábitos saudáveis e maus hábitos. Após uma palestra que eu pude ministrar, fui questionado sobre os hábitos, de que eu falava. Uma senhora veio até mim e me disse que eu estava muito errado, pois hábitos erram péssimos e eu tinha que rever meus conceitos. Eu achei algo muito engraçado, mas retomei minha concentração no tema e expliquei a ela que eu não estava falando de hábitos como de pessoas que fumam ou bebem – que muitas vezes excedem o limiar de hábitos e passam a ser vícios – e mostrei a ela que os hábitos, na verdade a mantinham viva.

Para isso eu perguntei a ela o que ela fazia antes de atravessar uma rua movimentada. E como qualquer outra pessoa normal, ela me disse "eu olho para os dois lados". Foi a deixa que eu precisava. O ponto é que ela não pensava para olhar para os dois lados da rua, nem precisava refletir sobre o que fazer naquele momento. Ela simplesmente fazia, sem precisar pensar ou gastar energia para tal. Era automático.

Isso acontece por que o nosso cérebro, que usa energia, busca sempre ser o mais econômico possível[154]. Por isso ele cria rotinas[155], ele torna tudo automático. E é por isso que diversas ações como, por exemplo, escovar os dentes, olhar para os dois lados da rua e outras são tão fáceis de serem realizadas. Podemos ver isso em outras áreas da nossa vida também. No caso de dirigir veículos vemos bem como esses hábitos são formados. Tudo começa muito difícil.

É necessária uma atenção enorme para tudo que está acontecendo ao redor do condutor. Mas com o tempo isso muda. Muitos dirigem conversando, ouvindo músicas e até falando ao telefone, já que se tornou algo automático. O problema, quando falamos de alimentação e hábitos saudáveis é que muitos param na fase onde tudo ainda é difícil.

Então como é possível criar esses hábitos? O hábito de escovar os dentes foi criado, ainda que você não faça ideia de como fazer isso hoje. Alguns dizem que esses hábitos podem ser criados pela simples repetição forçada. Ou seja, repetindo dia após dia a mesma coisa, ainda que seja algo difícil. Dentre as várias receitas que vemos por ai, uma comum é a que alega que precisamos de vinte e um dias para criar uma rotina e de noventa para criar um hábito, como diz o ditado popular *"a repetição é a mãe do aprendizado"*. A maioria dessas alegações parte do mesmo principio, do estudo de um cientista russo.

Ivan Pavlov, ganhador do Nobel de Medicina ou Fisiologia de 1904, ficou na história por seu estudo, quase acidental, onde ele descobriu o papel do condicionamento na psicologia do comportamento. Na década de 1920, quando estudava a produção de saliva em cães, ele percebeu que com o tempo a salivação passava a acontecer diante de situações que, antes, não despertavam aquela salivação. Curioso com isso ele passou a fazer experimentos em situações controladas no seu laboratório e teorizou o mecanismo do condicionamento clássico[156]. Basicamente, ele observou que um estímulo que, antes, não gerava nenhuma reação, depois de ser associado a um estímulo que gera determinada reação, passa a também gerá-la. Em seu estudo ele associou a comida dos cães, que gerava a reação de salivação, com o toque de uma campainha, que não gerava reação alguma. Depois de algum tempo, apenas com o toque da campainha a salivação acontecia. Ou seja, a repetição forçada passa a gerar uma nova reação. Muitos alegam que repetir uma ação até que ela se torne parte de sua rotina é um bom caminho para a criação de hábitos.

Mas precisamos entender como nosso cérebro funciona e como podemos usá-lo a nosso favor. Charles Duhigg, em seu livro sobre hábitos, mostra que a essência de toda criação de hábitos está em um ciclo que envolve uma recompensa. Ou seja, quando fazemos uma ação e nosso cérebro é recompensado com isso, seja com comida, emoções ou elogios, o cérebro entender que há bons motivos para repetir aquela ação, pois ele já espera receber a mesma recompensa todas as vezes que estivermos realizando essa ação[157].

Ele também mostra que um estudo realizado em 2002 visava entender por que as pessoas praticavam exercícios constantemente. Foi descoberto que "muitos deles tinham começado a correr ou levantar pesos quase por um capricho, ou porque de repente tinham tempo livre ou queriam lidar com tensões inesperadas em suas vidas". Ou seja, começaram por necessidade. "No entanto, o motivo de eles continuarem — de isso se tornar um hábito — era devido a uma recompensa"[158]. O cérebro daquelas pessoas sabia que ganharia algo, no final daquela prática de exercícios e por isso elas continuavam.

Uma das formas de se recompensar, já mencionadas, são emoções e elogios. Eles funcionam fazendo uma "descarga" de serotonina em nosso organismo. A serotonina, que é um neurotransmissor, intervém em outros neurotransmissores conhecidos, como a dopamina e a noradrenalina, que estão relacionados com a angústia, ansiedade, medo, agressividade, assim como os problemas alimentares[159]. Ou seja, quando temos essa descarga de serotonina, nos sentimos bem.

Quem demonstra isso é o psicólogo clinico canadense, Jordan Peterson, quando mostra o efeito que a serotonina tem nas lagostas. Após uma lagosta vencer um briga com outra lagosta, ela tem uma descarga de serotonina. Com isso, além da lagosta de uma postura melhor, ela tende a não recuar caso venha a ser desafiada novamente[160]. Uma vez que ela sabe que tem uma grande recompensa se for vitoriosa. Essa é o mesmo mecanismo que atua em medicamentos para pessoas deprimidas[161].

O "sistema" de recompensas é amplamente usado, nas mais diversas áreas que possamos imaginar. Podemos ver desde empresas, que recompensam seus melhores funcionários, para que eles sem mantenham fazendo um bom serviço a esportistas, que treinam por anos para serem campeões.

Escrito a mais de 2000 anos "A Arte da Guerra" de Sun Tzu, mostra que até para ter um exercito motivado e obediente é necessário dar recompensas aos soldados, para que eles sintam que tem algo a ganhar participando das batalhas[162]. Assim como esses soldados, nosso cérebro precisa de recompensas, para que ele entenda que faz sentido se manter fazendo aquela atividade física ou aquela dieta. Quando falamos de escovar os dentes, nossa recompensa é ter dentes limpos e apresentáveis, além da sensação de frescor que temos com a pasta de dentes.

A criação de hábitos é algo que pode ser de extrema ajuda para termos uma alimentação mais saudável e emagrecer, mas não substitui os conceitos já explicados aqui, que são essenciais para uma boa alimentação. Essa criação de hábitos também não deve ser confundida com dietas da moda. De nada adiantaria ter bons hábitos, mas comer acima da necessidade energética do corpo.

CAPÍTULO 18

O que fazer?

Chegamos a esse ponto sabendo exatamente quais são as maiores mentiras que são contadas por ai, relacionadas a alimentação e emagrecimento. Já temos a consciência de que não podemos acreditar em gurus, que propagam mentiras sobre dietas e que tornam a alimentação a cada dia mais difícil de ser feita. Já entendemos que precisamos ficar longe de todo terrorismo nutricional que é divulgado hoje em dia, seja nas redes sociais ou na mídia.

Mas, em resumo, o que precisamos fazer? O que precisamos é muito simples. É de uma alimentação que tenha aquilo que gostamos e que respeite as necessidades únicas do nosso corpo, sem copiar dietas de terceiros. Precisamos parar de achar que aquilo que tem nos nossos pratos é veneno e de ter uma péssima relação com os alimentos. Temos que facilitar a nossa alimentação, para que não acabemos desistindo dela, por ser algo extremamente restrito e que é feito por obrigação.

Anos atrás, muitos dos vilões de hoje em dia nem eram conhecidos. E os vilões daquela época, hoje são, em alguns casos, tratados como alimentos benéficos. Longe da histeria de seguidores fanáticos de determinada dieta, precisamos de uma análise sem viés e que seja simples, para que mesmo aqueles que não tem o conhecimento técnico e cientifico, possam saber como se alimentar bem. A certeza que temos é de que muitos dos alimentos tratados como vilões hoje, serão esquecidos daqui a alguns anos e novos vilões surgirão. Isso já é algo "normal", apesar de péssimo, na nutrição.

Alan Levinovitz, em seu livro menciona que "provavelmente não existe ramo da medicina mais difícil ou complicado que a ciência da nutrição"[163]. Claro que sua intenção, nem a dessa obra, é de denegrir os outros ramos, que tem sua importância. Mas de fato, é possível dizer que a ciência da nutrição é aquela que mais enfrenta mudanças e variáveis no mais curto período de tempo e, muitas vezes, tem regras ditadas por gurus que não tem a capacidade para exercer tal função e nem a preocupação para com a saúde daqueles que seguem seus conselhos.

Mas é fato que a todo o tempo existem pessoas irresponsáveis, e algumas até maliciosas, que divulgam informações sem nenhum fundamento. Isso acontece em especial na internet, mas não apenas. Como disse o filósofo alemão, Arthur Schopenhauer: "pensar é para poucos, mas opiniões todos querem ter"[164]. Ou seja, as pessoas querem parecer cultas e "descoladas" e muitas vezes fazem isso propagando informações sem nenhum embasamento cientifico, que podem até ser prejudiciais à saúde de terceiros.

Segundo Carl Sagan, a ciência deveria ser "uma vela num mundo assombrado pelo demônio". Mas não é isso que temos visto, em especial na nutrição. Com a demonização de vários alimentos, que se tornam os vilões e maiores culpados pelos quilos a mais e pela péssima saúde, parece que essa ciência – ou ao menos essa pseudociência - tem tornado a vida das pessoas mais difícil. Mas isso não é ciência de verdade.

É verdade que não é fácil se esquivar de todas as falácias divulgadas sobre a alimentação saudável e, em especial, emagrecimento. Mas se você entendeu o conceito de terrorismo nutricional exposto nessa obra, será capaz de se proteger de qualquer mentira inventada para te enganar, fazendo você gastar fortunas, com um novo alimento milagroso ou a nova dieta da moda.

Você não precisa de uma nova dieta da moda, de um superalimento, de um *shake* emagrecedor e nem precisa excluir vários alimentos da sua dieta. Só precisa se alimentar normalmente, com o equilíbrio que seu corpo precisa para atingir seus objetivos, sem tornar sua alimentação um fardo ou uma punição. Precisamos de menos dietas da moda, falácias e gurus fitness e de mais ciência de verdade.

Capitulo 1 – O medo da comida

[1]https://pt.wikipedia.org/wiki/Ataques_de_11_de_set embro_de_2001, acesso em 12 de outubro de 2019

[2] FELÍCIO, Ricardo Augusto. "Mudanças Climáticas" e "Aquecimento Global"–Nova Formatação e Paradigma para o Pensamento Contemporâneo?. Ciência e Natura, v. 36, p. 257-266, 2014.

[3] BETHELL, Tom. Manual Politicamente Incorreto da Ciência. Vide; Edição: 2ª. 2018

[4]

https://www.google.com/search?q=gurus+fitness+ven den-
do+dieta&client=opera&hs=tGi&sxsrf=ALeKk02icapHT vwPp8D_gHg26boc8LHWcg:1599496631924&source=l nms&tbm=nws&sa=X&ved=2ahUKEwj7u8KkvdfrAhWX D7kGHU8AD8YQ_AUoBHoECAwQBg&biw=1320&bih= 627 acesso em 12 de outubro de 2019.

[5] SCHOPENHAUER, Arthur. 38 Estrategias Para Vencer Qualquer Debate. Faro, 2014.

[6] *Ibid*

[7] Aristóteles. Retórica. Edipro, 2011. 15

[8] Ibid

Captulo 2 – Isso não prova nada

[9] LEVINOVITZ, Alan. A mentira do Glúten: e outros mitos sobre o que você come. Porto Alegre: CDG, 2015.

[10] WHINTNEY. Ellie; ROLFES, Sharon Rady. Nutrição Volume 2 – Aplicações. Cengage Learning; Edição: 1ª. 2008.

[11] ibid

[12] ibid

[13] Holmes GK, Prior P, Lane MR, et alMalignancy in coeliac disease--effect of a gluten free diet.Gut 1989;30:333-338.

[14] WHINTNEY. Ellie; ROLFES, Sharon Rady. Nutrição Volume 2 – Aplicações. Cengage Learning; Edição: 1ª. 2008.

[15] Ibid

16 BETHELL, Tom. Manual Politicamente Incorreto da Ciência. Vide; Edição: 2ª. 2018.

[17]https://www.minhavida.com.br/alimentacao/materias/31734-luiza-possi-emagrece-20-quilos-com-dieta-sem-gluten, acesso em 25 de outubro de 2019.

[18]   https://wsimag.com/pt/bem-estar/25596-leite-o-veneno-branco, acesso em 25 de outubro de 2019.

[19]   https://exame.abril.com.br/estilo-de-vida/medico-diz-que-carboidrato-mata-cerebro-e-gordura-faz-bem/, acesso em 25 de outubro de 2019.

[20] WHINTNEY. Ellie; ROLFES, Sharon Rady. Nutrição Volume 2 – Aplicações. Cengage Learning; Edição: 1ª. 2008.

[21] https://www.ebiografia.com/joseph_goebbels/, acesso em 25 de outubro de 2019.

[22] BETHELL, Tom. Manual Politicamente Incorreto da Ciência. Vide; Edição: 2ª. 2018.

[23] WHINTNEY. Ellie; ROLFES, Sharon Rady. Nutrição Volume 2 – Aplicações. Cengage Learning; Edição: 1ª. 2008.

[24] Ibid

[25]https://www1.folha.uol.com.br/fsp/1996/7/07/mais !/8.html, acesso 26 de outubro de 2019.

[26]https://revistamarieclaire.globo.com/Beleza/noticia/ 2017/01/ovo-um-dos-melhores-alimentos-do-mundo-e-ainda-ajuda-no-emagrecimento.html, acesso em 26 de outubro de 2019

Capitulo 3 – Qual alimento cortar?

[27] WHINTNEY. Ellie; ROLFES, Sharon Rady. Nutrição Volume 2 – Aplicações. Cengage Learning; Edição: 1ª. 2008.

[28] LEVINOVITZ, Alan. A mentira do Glúten: e outros mitos sobre o que você come. Porto Alegre: CDG, 2015.

[29] GIJSBERS, Lieke et al. Consumption of dairy foods and diabetes incidence: a dose-response meta-analysis of observational studies. The American journal of clinical nutrition, v. 103, n. 4, p. 1111-1124, 2016.

[30] GALLUS, Silvano et al. Milk, dairy products and cancer risk (Italy). Cancer Causes & Control, v. 17, n. 4, p. 429-437, 2006.

[31] SILVEIRA, Leonardo R.; ALVES, Armindo A.; DENADAI, Benedito S. Efeito da lipólise induzida pela cafeína na performance e no metabolismo de glicose durante o exercício intermitente. Revista Brasileira de Ciência e Movimento, v. 12, n. 3, p. 21-26, 2008.

[32] WHINTNEY. Ellie; ROLFES, Sharon Rady. Nutrição Volume 2 – Aplicações. Cengage Learning; Edição: 1ª. 2008.

[33] DE GOÉS, Guilherme Heck et al. Prevalência e métodos de perda de peso rápida em atletas de judô. Revista Brasileira de Nutriçao Esportiva, v. 12, n. 76, p. 1005-1010, 2018.

[34]http://bvsms.saude.gov.br/bvs/publicacoes/desmisti ficando_duvidas_sobre_alimentação_nutricao.pdf acesso em 29 de outubro de 2019.

Captiulo 4 – Alimentos milagrosos emagrecedores

[35]https://www.huffpostbrasil.com/2018/07/18/alimen tos-sem-gluten-sao-mais-caros-e-bem-menos-

saudaveis-do-que-convencionais-diz-revista_a_23484674/ acesso em 28 de outubro de 2019.

[36] https://www.bbc.com/portuguese/revista-47598335 acesso em 28 de outubro de 2019.

[37] http://portal.anvisa.gov.br/resultado-de-bus-ca?p_p_id=101&p_p_lifecycle=0&p_p_state=maximized&p_p_mode=view&p_p_col_id=column-1&p_p_col_count=1&_101_struts_action=%2Fasset_publis-her%2Fview_content&_101_assetEntryId=128945&_101_type=document acesso em 28 de outubro de 2019.

[38] Ibid

[39] http://ser.vitao.com.br/diferenca-entre-zero-acucar-e-zero-adicao-de-acucar/ acesso em 28 de outubro de 2019.

[40]https://web.archive.org/web/20140701034518/https://www.bulletproofexec.com/how-to-make-your-coffee-bulletproof-and-your-morning-too/ acesso em 28 de outubro de 2019.

1.1.Capitulo 6 – Beber Água pode te matar

[41] BERGER, Jonah. Contágio: Por que as coisas pegam. Rio de Janeiro. Leya. 2014.

[42] https://www.scientificamerican.com/article/strange-but-true-drinking-too-much-water-can-kill/ acesso em 28 de outubro de 2019.

[43] Valença SS, Kloss ML, Bezerra FS, Lanzetti , Silva FL, Porto LC. Efeitos da hiperóxia sobre o pulmão de ratos Wistar. J Bras Pneumol. 2007;33(6):655-662

[44] https://diariodonordeste.verdesmares.com.br/editorias/verso/online/sementes-de-chia-podem-causar-oclusao-intestinal-e-morte-1.1438168 acesso em 28 de outubro de 2019.

[45] DOS REIS, Marli Santos; PERON, Ana Paula; VICENTINI, Verônica Elisa Pimenta. Ação do café e da cafeína no organismo. Arquivos do Museu Dinâmico Interdisciplinar, v. 5, n. 2, p. 21-25, 2001.

[46] Cohen B.L. (1985) The Myth of Plutonium Toxicity. In: Ott K.O., Spinrad B.I. (eds) Nuclear Energy. Springer, Boston, MA

[47] BETHELL, Tom. Manual Politicamente Incorreto da Ciência. Vide; Edição: 2ª. 2018.

[48] https://veja.abril.com.br/saude/beneficios-do-vinho-tinto-ao-coracao-se-devem-tanto-ao-alcool-quanto-a-uva/

[49] BETHELL, Tom. Manual Politicamente Incorreto da Ciência. Vide; Edição: 2ª. 2018.

Capítulo 6 – Déficit Calórico

[50] https://revistaglamour.globo.com/Beleza/Fitness-e-dieta/noticia/2016/05/dieta-do-luciano-testamos-os-saches-pronokal-que-fizeram-o-cantor-perder-37-kg.html acesso em 30 de outubro de 2019.

[51] https://pt.wikipedia.org/wiki/Correlação_não_implica_causalidade acesso em 30 de outubro de 2019.

[52] BASSO, Délcio; DA ROCHA FILHO, João Bernardes. Garrafas de água em contadores residenciais de energia elétrica: desfazendo um mito. **Caderno Brasileiro de Ensino de Física**, v. 18, n. 1, p. 56-64, 2001.

[53] NIX, Staci. **Williams Nutrição e Dietoterapia Básica**. 13ª edição. Elsevier. 2010.

[54] Ibid

[55] http://bvsms.saude.gov.br/bvs/publicacoes/desmistificando_duvidas_sobre_alimentação_nutricao.pdf acesso em 4 de novembro de 2019.

[56] Ibid

[57] https://www.hc.unicamp.br/servicos/emtn/manual_terapia_nutricional.pdf acesso em 5 de novembro de 2019.

[58] PASCHOAL, Valéria. **Tratado de Nutrição Esportiva Funcional.** 1ª Edição. Roca. 2014.

[59] SCHOEPFER, Alain M. et al. Herbal does not mean innocuous: ten cases of severe hepatotoxicity associated with dietary supplements from Herbalife® pro-

ducts. Journal of hepatology, v. 47, n. 4, p. 521-526, 2007.

Capitulo 7 – Dietas da moda

[60]http://bvsms.saude.gov.br/bvs/publicacoes/desmisti ficando_duvidas_sobre_alimentação_nutricao.pdf acesso em 5 de novembro de 2019.

[61] Ibid

[62] Instituto Nacional de Câncer José Alencar Gomes da Silva. Guia de nutrição para pacientes e cuidadores: orientações aos pacientes /Instituto Nacional de Câncer José Alencar Gomes da Silva. - 3a ed. - Rio de Janeiro: Inca, 2015.

[63]http://bvsms.saude.gov.br/bvs/publicacoes/aliment acao_saudavel.pdf acesso em 8 de novembro de 2019

[64] Ibid

[65] Ibid

[66] Ibid

[67] VIANA, Daniela Swelem de Oliveira. Análise nutricional das dietas da moda. 2015.

Capitulo 8 – Dieta Alcalina

[68] https://pt.wikipedia.org/wiki/PH acesso em 8 de novembro de 2019.

[69] WHINTNEY. Ellie; ROLFES, Sharon Rady. Nutrição Volume 1 – Entendendo os nutrientes; Edição: 1ª. 2008.

[70] PASCHOAL, Valéria. **Tratado de Nutrição Esportiva Funcional.** 1ª Edição. Roca. 2014.

[71] Ibid

[72] FOGAçA, Jennifer Rocha Vargas. "Alcalose e acidose"; Brasil Escola. Disponível em: https://brasilescola.uol.com.br/quimica/alcalose-acidose.htm. Acesso em 08 de novembro de 2019.

[73] MAHAN, L. Kathleen, ESCOTT-STUMP, Silvya, RAYMOND, Janice L. **Krause: Alimentos, nutrição e dietoterapia.** 13ª Edição. 2013

[74] https://pt.wikipedia.org/wiki/Ácido_clorídrico acesso em 8 de novembro de 2019.

[75] https://pt.wikipedia.org/wiki/Suco_gástrico acesso em 8 de novembro de 2019.

[76] MAHAN, L. Kathleen, ESCOTT-STUMP, Silvya, RAYMOND, Janice L. **Krause: Alimentos, nutrição e dietoterapia.** 13ª Edição. 2013

[77] http://www.inmetro.gov.br/consumidor/produtos/agua_sanitaria2.asp acesso em 8 de novembro de 2019.

78   https://www.bbc.com/portuguese/geral-38711259 acesso em 8 de novembro de 2019.

Capitulo 9 – Limpando o organismo

79   http://gnt.globo.com/bem-estar/materias/dieta-detox-veja-como-fazer-de-dois-tres-e-sete-dias-de-duracao.htm

80 Ibid

81   http://www.cfn.org.br/wp-content/uploads/2015/07/Dieta-Detox_Nota-tecnica-do-CFN001.pdf acesso 10 de novembro de 2019.

82 PASCHOAL, Valéria. **Tratado de Nutrição Esportiva Funcional.** 1ª Edição. Roca. 2014.

83http://bvsms.saude.gov.br/bvs/publicacoes/desmisti ficando_duvidas_sobre_alimentação_nutricao.pdf acesso em 10 de novembro de 2019.

84 PASCHOAL, Valéria. **Tratado de Nutrição Esportiva Funcional.** 1ª Edição. Roca. 2014.

85http://bvsms.saude.gov.br/bvs/publicacoes/desmisti ficando_duvidas_sobre_alimentação_nutricao.pdf acesso em 10 de novembro de 2019.

[86] Ibid

[87] http://www.cfn.org.br/wp-content/uploads/2015/07/Dieta-Detox_Nota-tecnica-do-CFN001.pdf acesso 10 de novembro de 2019.

Capítulo 10 – Jejum Intermitente

[88] https://pt.wikipedia.org/wiki/Jejum acesso em 11 de novembro de 2019.

[89] https://www.senhortanquinho.com/jejum-intermitente-beneficios-ji/ acesso em 11 de novembro de 2019

[90] https://veja.abril.com.br/blog/letra-de-medico/jejum-intermitente-emagrecimento-e-coracao/ acesso em 11 de novembro de 2019.

[91] Revista CRN-4. Edição 28ª - Junho de 2019

[92] Ibid

[93] Publicação do Conselho Regional de Nutricionistas - 3a Região SP/MS. 14ª Edição.

[94] Revista CRN-4. Edição 28ª - Junho de 2019

[95] MATTSON, Mark P.; WAN, Ruiqian. Beneficial effects of intermittent fasting and caloric restriction on the cardiovascular and cerebrovascular systems. **The**

Journal of nutritional biochemistry, v. 16, n. 3, p. 129-137, 2005.

Captulo 11 – O Glúten engorda, faz mal al cérebro, inflama e te deixa doente... Sera?

[96] GAESSER, Glenn A.; ANGADI, Siddhartha S. Navigating the gluten-free boom. **Journal of the American Academy of PAs**, v. 28, n. 8, p. 1-7, 2015.

[97] http://gnt.globo.com/bem-estar/materias/dieta-sem-gluten-evita-doencas-e-ajuda-a-emagrecer.htm acesso em 12 de novembro de 2019.

[98] LEVINOVITZ, Alan. A mentira do Glúten: e outros mitos sobre o que você come. Porto Alegre: CDG, 2015.

[99] http://conselho.saude.gov.br/ultimas-noticias-cns/443-cns-requer-mais-atencao-as-pessoas-com-intolerancia-a-gluten Acesso em 12 de novembro de 2019.

[100] LEVINOVITZ, Alan. A mentira do Glúten: e outros mitos sobre o que você come. Porto Alegre: CDG, 2015.

[101] Ibid

[102] http://bvsms.saude.gov.br/bvs/publicacoes/desmistificando_duvidas_sobre_alimentação_nutricao.pdf acesso em 29 de outubro de 2019.

[103] CONSELHO REGIONAL DE NUTRICIONISTAS. Parecer CRN-3. Disponível em https://crn5.org.br/wp-content/uploads/2013/05/02_23.08.12-PARECER_CRN3_GLUTEN.pdf acesso em 12 de novembro de 2019.

[104] HOLMES, G. K. et al. Malignancy in coeliac disease--effect of a gluten free diet. **Gut**, v. 30, n. 3, p. 333-338, 1989.

[105] GAESSER, Glenn A.; ANGADI, Siddhartha S. Gluten-free diet: Imprudent dietary advice for the general population?. **Journal of the Academy of Nutrition and Dietetics**, v. 112, n. 9, p. 1330-1333, 2012.

[106]http://www.planalto.gov.br/ccivil_03/leis/2003/l10.674.htm acesso em 12 de novembro de 2019.

[107] STEVENS, Laci; RASHID, Mohsin. Gluten-free and regular foods: a cost comparison. **Canadian Journal of Dietetic Practice and Research**, v. 69, n. 3, p. 147-150, 2008.

[108] AFONSO, Daniela; JORGE, Rita; MOREIRA, Ana Catarina. Alimentos com e Sem Glúten-Análise Comparativa de Preços de Mercado. **Acta Portuguesa de Nutrição**, n. 4, p. 10-16, 2016.

[109] https://super.abril.com.br/saude/a-polemica-do-gluten/ acesso em 12 de novembro de 2019.

[110] HOPPE, Hans-Hermann. Uma Breve História do Homem: Progresso e declínio. São Paulo, LMV Editora, 2018.

[111] FAGUNDES, Felipe Ribeiro Cabral; REIS, Felipe J. J.; CABRAL, Cristina Maria Nunes. Nocebo e dor: os efeitos adversos do excesso de informação. **Rev. dor**, São Paulo , v. 17, n. 3, p. 157-158, Sept. 2016 .

Capitulo 12 - Leite é veneno.

[112] http://www.invivo.fiocruz.br/cgi/cgilua.exe/sys/start.htm?infoid=911&sid=7 acesso em 14 de novembro de 2019.

[113] HOPPE, Hans-Hermann. Uma Breve História do Homem: Progresso e declínio. São Paulo, LMV Editora, 2018.

[114] GALLO-REYNOSO, Juan-Pablo; LEO ORTIZ, Charles. Feral cats steal milk from northern Elephant Seals. **Therya**, v. 1, n. 3, p. 207-211, 2010.

[115] https://wsimag.com/pt/bem-estar/25596-leite-o-veneno-branco, acesso em 25 de outubro de 2019.

[116] http://bvsms.saude.gov.br/bvs/publicacoes/desmistificando_duvidas_sobre_alimentação_nutricao.pdf acesso em 4 de novembro de 2019.

[117] Ibid

[118] https://www.tuasaude.com/enantato-de-testosterona/ acesso em 14 de novembro de 2019.

[119]https://www.uai.com.br/app/noticia/saude/2016/11/24/noticias-saude,197672/gluten-e-lactose-nao-sao-seus-inimigos.shtml acesso em 14 de novembro de 2019.

[120] PETTERSSON, Andreas et al. Milk and dairy consumption among men with prostate cancer and risk of metastases and prostate cancer death. **Cancer Epidemiology and Prevention Biomarkers**, v. 21, n. 3, p. 428-436, 2012.

[121] GALLUS, Silvano et al. Milk, dairy products and cancer risk (Italy). **Cancer Causes & Control**, v. 17, n. 4, p. 429-437, 2006.

[122] GIJSBERS, Lieke et al. Consumption of dairy foods and diabetes incidence: a dose-response meta-analysis of observational studies. **The American journal of clinical nutrition**, v. 103, n. 4, p. 1111-1124, 2016.

[123] LARSSON, Susanna et al. Milk consumption and mortality from all causes, cardiovascular disease, and cancer: a systematic review and meta-analysis. **Nutrients**, v. 7, n. 9, p. 7749-7763, 2015.

[124] https://pt.wikipedia.org/wiki/Ultrapasteurização acesso em 15 de novembro de 2019.

Capitulo 13 – O problema são os carboidratos

[125] HITE, Adele H.; BERKOWITZ, Valerie Goldstein; BERKOWITZ, Keith. Low-carbohydrate diet review:

shifting the paradigm. **Nutrition in Clinical Practice**, v. 26, n. 3, p. 300-308, 2011.

[126]   https://www.tabelanutricional.com.br/pao-de-forma-integral-multigraos-grao-sabor-wickbold acesso em 18 de novembro de 2019.

[127]   https://emais.estadao.com.br/noticias/bem-estar,dieta-low-carb-como-emagrecer-rapido-reduzindo-consumo-de-carboidrato,70002831562 acesso em 18 de novembro de 2019.

[128]http://bvsms.saude.gov.br/bvs/publicacoes/desmist ificando_duvidas_sobre_alimentação_nutricao.pdf acesso em 29 de outubro de 2019.

[129] SOENEN, Stijn et al. Relatively high-protein or 'low-carb'energy-restricted diets for body weight loss and body weight maintenance?. **Physiology & behavior**, v. 107, n. 3, p. 374-380, 2012.

[130] NORDMANN, Alain J. et al. Effects of low-carbohydrate vs low-fat diets on weight loss and cardiovascular risk factors: a meta-analysis of randomized controlled trials. **Archives of internal medicine**, v. 166, n. 3, p. 285-293, 2006.

[131] Ibid

[132] CASTANHO, Gabriela Kaiser Fullin et al. A influência do carboidrato na ativação cerebral durante exercício físico. **Motricidade**, v. 12, n. 1, p. 115-127, 2016.

[133] HITE, Adele H.; BERKOWITZ, Valerie Goldstein; BERKOWITZ, Keith. Low-carbohydrate diet review: shifting the paradigm. **Nutrition in Clinical Practice**, v. 26, n. 3, p. 300-308, 2011.

Capitulo 14 – A dieta do homem das cavernas

[134]https://www.uol.com.br/vivabem/alimentacao/dieta/dieta-paleolitica.htm acesso em 21 de novembro de 2019.

[135] LEVINOVITZ, Alan. A mentira do Glúten: e outros mitos sobre o que você come. Porto Alegre: CDG, 2015.

[136] SABRY, M. O. D.; SÁ, M. L. B.; SAMPAIO, H. A. C. A dieta do paleolítico na prevenção de doenças crônicas Paleolithic diet in the prevention of chronic diseases. **Nutr Rev Soc Bras Aliment Nutr [Internet]**, v. 35, n. 1, p. 111-27, 2009.

[137] VIANA, Daniela Swelem de Oliveira. Análise nutricional das dietas da moda. 2015.

[138] SABRY, M. O. D.; SÁ, M. L. B.; SAMPAIO, H. A. C. A dieta do paleolítico na prevenção de doenças crônicas Paleolithic diet in the prevention of chronic diseases. **Nutr Rev Soc Bras Aliment Nutr [Internet]**, v. 35, n. 1, p. 111-27, 2009.

[139] Ibid

[140] ACEMOGLU, Daron. **Por que as nações fracassam:** as origens do poder, da prosperidade e da pobre-

za/Daron Acemoglu e James A. Robinson; tradução: Cristiana Serra. Rio de Janeiro: Elsevier, 2012.

[141] HOPPE, Hans-Hermann. Uma Breve História do Homem: Progresso e declínio. São Paulo, LMV Editora, 2018.

[142] LEVINOVITZ, Alan. A mentira do Glúten: e outros mitos sobre o que você come. Porto Alegre: CDG, 2015.

[143] Ibid

[144] SABRY, M. O. D.; SÁ, M. L. B.; SAMPAIO, H. A. C. A dieta do paleolítico na prevenção de doenças crônicas Paleolithic diet in the prevention of chronic diseases. **Nutr Rev Soc Bras Aliment Nutr [Internet]**, v. 35, n. 1, p. 111-27, 2009.

Capitulo 15 – Exclua os processados... Ou não

[145] BETHELL, Tom. Manual Politicamente Incorreto da Ciência. Vide; Edição: 2ª. 2018

[146] https://extra.globo.com/noticias/saude-e-ciencia/noz-da-india-promete-perda-de-peso-rapida-mas-consumo-pode-ser-perigoso-para-saude-18687953.html acesso em 22 de novembro de 2019.

[147]https://www.gazetaonline.com.br/noticias/cidades/2017/02/mulher-morre-intoxicada-em-vitoria-apos-consumir-noz-da-india-1014019772.html acesso em 22 de novembro de 2019.

[148] Ibid

[149] REYES, Sergio Avendaño; GUDIÑO, José Salvador Flores. Registro de plantas tóxicas para ganado en el estado de Veracruz, México. **Veterinaria México**, v. 30, n. 1, p. 79-94, 1999.

[150] BRASIL. MINISTÉRIO DA SAÚDE; BRASIL. MINISTÉRIO DA SAÚDE. Guia alimentar para a população brasileira: promovendo a alimentação saudável. 2006.

[151] https://www.vix.com/pt/bbr/47/12-elementos-quimicos-do-corpo-humano acesso em 22 de novembro de 2019.

[152] BETHELL, Tom. Manual Politicamente Incorreto da Ciência. Vide; Edição: 2ª. 2018.

Capitulo 16 – O segredo para emagrecer

[153] LEVINOVITZ, Alan. A mentira do Glúten: e outros mitos sobre o que você come. Porto Alegre: CDG, 2015.

Capitulo 17 – Por que é fácil para uns e difícil para outro?

[154] DUHIGG, Charles. **O poder do hábito**: por que fazemos o que fazemos na vida e nos negócios / Charles Duhigg ; tradução Rafael. Mantovani. - Rio de Janeiro : Objetiva, 2012.

[155] Ibid

[156] https://pt.wikipedia.org/wiki/Ivan_Pavlov acesso em 27 de novembro de 2019.

[157] DUHIGG, Charles. **O poder do hábito**: por que fazemos o que fazemos na vida e nos negócios / Charles Duhigg ; tradução Rafael. Mantovani. - Rio de Janeiro : Objetiva, 2012.

[158] Ibid

[159] https://pt.wikipedia.org/wiki/Serotonina acesso 27 de novembro de 2019.

[160] PETERSON, Jordan B. **12 rules for life: An antidote to chaos**. Random House Canada, 2018.

[161] Ibid

[162] TZU, Sun; PIN, Sun. **A arte da guerra: edição completa**. Martins Fontes, 2003.

Capitulo 18 – O que fazer?

[163] LEVINOVITZ, Alan. A mentira do Glúten: e outros mitos sobre o que você come. Porto Alegre: CDG, 2015.

[164] SCHOPENHAUER, Arthur. 38 Estrategias Para Vencer Qualquer Debate. Faro, 2014.